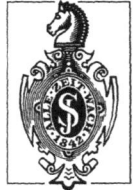

Hermann Kathrein

Duplexsonographie von Dialyseshunts

Geleitwort von P. Dittrich

Mit 19 teilweise farbigen Abbildungen

Springer-Verlag
Berlin Heidelberg New York
London Paris Tokyo
Hong Kong Barcelona
Budapest

Dr. med. Hermann Kathrein
Universitätsklinik für Innere Medizin
Anichstr. 35
A-6020 Innsbruck

ISBN-13:978-3-540-53777-9

Die Deutsche Bibliothek – CIP-Einheitsaufnahme
Kathrein, Hermann:
Duplexsonographie von Dialyseshunts / Hermann Kathrein.
Geleitw. von P. Dittrich. – Berlin ; Heidelberg ; New York ;
London ; Paris ; Tokyo ; Hong Kong ; Barcelona ; Budapest :
Springer, 1991
   ISBN-13:978-3-540-53777-9   e-ISBN-13:978-3-642-76491-2
   DOI: 10.1007/978-3-642-76491-2

Dieses Werk ist urheberrechtlich geschützt. Die dadurch begründeten Rechte, insbesondere die der Übersetzung, des Nachdruckes, des Vortrags, der Entnahme von Abbildungen und Tabellen, der Funksendung, der Mikroverfilmung oder der Vervielfältigung auf anderen Wegen und der Speicherung in Datenverarbeitungsanlagen, bleiben, auch bei nur auszugsweiser Verwertung, vorbehalten. Eine Vervielfältigung dieses Werkes oder von Teilen dieses Werkes ist auch im Einzelfall nur in den Grenzen der gesetzlichen Bestimmungen des Urheberrechtsgesetzes der Bundesrepublik Deutschland vom 9. September 1965 in der jeweils geltenden Fassung zulässig. Sie ist grundsätzlich vergütungspflichtig. Zuwiderhandlungen unterliegen den Strafbestimmungen des Urheberrechtsgesetzes.

© Springer-Verlag Berlin Heidelberg 1991

Die Wiedergabe von Gebrauchsnamen, Handelsnamen, Warenbezeichnungen usw. in diesem Werk berechtigt auch ohne besondere Kennzeichnung nicht zu der Annahme, daß solche Namen im Sinne der Warenzeichen- und Markenschutz-Gesetzgebung als frei zu betrachten wären und daher von jedermann benutzt werden dürften.

Produkthaftung: Für Angaben über Dosierungsanweisungen und Applikationsformen kann vom Verlag keine Gewähr übernommen werden. Derartige Angaben müssen vom jeweiligen Anwender im Einzelfall anhand anderer Literaturstellen auf ihre Richtigkeit überprüft werden.

Satz: Konrad Triltsch GmbH, Würzburg
2121/3130-543210 – Gedruckt auf säurefreiem Papier

Geleitwort

Die Therapie der chronischen terminalen Niereninsuffizienz mit den extrakorporalen Detoxikationsverfahren hat in den letzten 20 Jahren immer mehr an Bedeutung gewonnen und die Zahl der damit behandelten Patienten enorm zugenommen. Obwohl in technischer Hinsicht große Fortschritte erzielt werden konnten, ist der gut funktionierende Shunt für die Lebensqualität der Patienten von ausschlaggebender Bedeutung. Mit der Einführung der Brescia-Cimino-Fistel und der Kunststoffprothese schien das Anschlußproblem an das Dialysegerät gelöst zu sein. Es stellte sich jedoch heraus, daß die arteriovenösen Fisteln zu zahlreichen Komplikationen neigen. Eine nach Möglichkeit von einem erfahrenen Gefäßchirurgen angelegte Fistel muß penibel punktiert, gepflegt und bezüglich ihrer Funktion regelmäßig kontrolliert werden. Letzteres kann heute am besten mit der Sonographie erfolgen.

Dr. H. Kathrein hat sich bemüht, in der vorliegenden Monographie die Wertigkeit der Sonographie für diesen Bereich zu beschreiben und einen Erfahrungsbericht anhand unseres Krankengutes zu geben. Sie beinhaltet eine absichtlich kurz gefaßte technische Einführung in die Methode der Duplexsonographie und ihre bisherigen Anwendungsbereiche und gibt einen Abriß über den derzeitigen Stand unseres Wissens über Vor- und Nachteile von Brescia-Cimino- und Kunststoffisteln. Im weiteren werden die diagnostischen Möglichkeiten, die uns heute zur Beurteilung von Shuntkomplikationen zur Verfügung stehen, beschrieben. Untersuchungsindikationen und Untersuchungstechnik der Duplexsonographie werden ausführlich erläutert, ebenso Normalbefunde an Brescia-Cimino-Fisteln, Kunststoffimplantaten und Veneninterponaten. Anschließend erfolgt eine detaillierte Schilderung typischer duplexsonographischer Befunde bei verschiedenen Shuntkomplikationen. In einem weiteren Kapitel analysiert der Autor über 300 Untersuchungen, die seit der Einführung der Methode an der Universitätsklinik für Innere Medizin in Innsbruck durchgeführt wurden und unterzieht die Ergebnisse sowie die Methode abschließend einer kritischen Wertung.

Ich hoffe, daß mit dieser Publikation ein Beitrag für das bessere Verständnis der nichtinvasiven Diagnostik des Dialyseshunts geleistet wurde und daß Kolleginnen und Kollegen, die nephrologisch tätig sind, angeregt werden, sich dieser Methode zu bedienen.

Univ.-Prof. Dr. P. Dittrich

Danksagung

Das vorliegende Buch wäre ohne die Hilfe und Unterstützung mehrerer Personen nie zustandegekommen. An erster Stelle bin ich hier dem Vorstand der Univ.-Klinik für Innere Medizin, Herrn Univ.-Prof. Dr. Dr. h.c. mult. H. Braunsteiner, sehr dankbar, der mir durch eine Freistellung die Zeit gab, die Daten der letzten Jahre auszuwerten, noch nötige Untersuchungen durchzuführen und die Ergebnisse in dieser Form zusammenzustellen. Das Buch soll auch ein Dank an den Leiter der Abteilung für klinische Nephrologie im Hause, Herrn Univ.-Prof. Dr. P. Dittrich, sein, dem die Pflege des Gefäßzugangs von Dialysepatienten ein besonderes Anliegen ist. Herrn Univ.-Doz. Dr. G. Judmaier möchte ich besonders danken, da er mir mit Rat und Tat immer zur Seite stand. Auch den Innsbrucker Gefäßchirurgen, Herrn Univ.-Prof. Dr. G. Flora und Herrn Univ.-Prof. Dr. S. Weimann, mit denen wir eine erfolgreiche Zusammenarbeit pflegen, bin ich sehr verbunden. Herr Univ.-Prof. Dr. E. Pirker, Vorstand des Instituts für Radiodiagnostik der Universität Innsbruck, hat großzügigerweise zahlreiche Röntgenbilder zu dieser Publikation beigesteuert. Gedankt sei auch Herrn Dr. R. Schuhmayer, der einen Teil der Duplexuntersuchungen durchführte. Schwestern und Pfleger der Dialysestation und der gastroenterologischen Ambulanz waren bei Terminvereinbarungen für die Untersuchungen stets zuvorkommend und hilfreich. Herrn Dr. med. habil. K. Seitz aus Böblingen danke ich nicht nur für die kritische Durchsicht des Manuskripts, sondern auch für die nun schon Jahre dauernde gute Zusammenarbeit.

Innsbruck, Frühjahr 1991　　　　　　　　　　　　　　Hermann Kathrein

Inhaltsverzeichnis

1	**Einleitung**	1
2	**Duplexsonographie**	3
2.1	Definition	3
2.2	Physikalisch-technische Grundlagen	3
2.3	Wichtige Anwendungsgebiete der Duplexsonographie	4
2.4	Duplexsonographie von Dialyseshunts (Überblick)	6
3	**Der permanente Gefäßzugang für die Hämodialyse aus heutiger Sicht**	9
3.1	Allgemeines	9
3.2	Innere arteriovenöse Fistel (Brescia-Cimino-Shunt)	10
3.3	Gefäßimplantate (Grafts)	11
4	**Komplikationen am Gefäßzugang und diagnostische Möglichkeiten**	13
4.1	Das klinische Problem: Komplikationen am Gefäßzugang	13
4.2	Diagnostische Möglichkeiten bei Shuntkomplikationen	14
4.2.1	Anamnese, Inspektion, Palpation, Auskultation	14
4.2.2	Selten angewandte Untersuchungsmethoden	14
4.2.3	Angiographie	15
4.2.4	Dopplersonographie	15
4.2.5	B-Bild-Sonographie	16
4.2.6	Duplexsonographie	16
4.2.7	Farbkodierte Duplexsonographie	16
5	**Duplexsonographie von Dialyseshunts**	17
5.1	Untersuchungsindikationen	17
5.2	Untersuchungstechnik	18
5.3	Normalbefunde	22
5.3.1	Duplexsonographischer Normalbefund an Brescia-Cimino-Fisteln	22

5.3.2 Duplexsonographischer Normalbefund
an Kunststoff-(PTFE-)Shunts 26
5.3.3 Duplexsonographischer Normalbefund
an Venentransplantaten 28

**6 Charakteristische duplexsonographische Befunde
von Shuntkomplikationen** 29

6.1 Hämodynamisch nicht wirksame,
nichtstenosierende Wandveränderungen 29
6.2 Shuntstenosen mit Funktionseinschränkung 31
6.3 Thrombose 37
6.4 Aneurysma und Pseudoaneurysma
(Aneurysma verum und falsum) 39
6.5 Diffuse Schwellung des Shuntarmes 43
6.6 Stealsyndrom 44
6.7 Herzinsuffizienz durch zu hohes Shuntvolumen . . 45

7 Eigene Ergebnisse 47

7.1 Patientendaten und Methoden 47
7.2 Untersuchungsindikationen 50
7.3 Ergebnisse 51
7.3.1 Normaler Shunt 52
7.3.2 Shuntfunktion normal, morphologische
Einschränkungen 52
7.3.3 Ungenügende Shuntentwicklung 56
7.3.4 Shuntstenose mit Funktionseinschränkung
(funktionell wirksame Stenose) 56
7.3.5 Vollständige Shuntthrombose 57
7.3.6 Teilthrombose 58
7.3.7 Aneurysma verum 58
7.3.8 Aneurysma falsum 58
7.3.9 Vergleich mit Angiographie und Operation 59
7.3.10 Entwicklung der Fistel von der Operation
bis zur ersten Punktion 60
7.3.11 Untersuchungen nach Nierentransplantation 60
7.3.12 Untersuchungen vor und nach der Dialyse 61

8 Diskussion und kritische Wertung 63

8.1 Methoden im Vergleich: Angiographie,
Dopplersonographie, B-Bild-Sonographie, Duplexsonographie, farbkodierte Duplexsonographie . . . 63
8.2 Volumenbestimmung mit der Duplexsonographie . 66

8.3	Quantifizierung von Stenosen	68
8.4	Wertigkeit der Duplexsonographie bei unterschiedlichen Diagnosen und klinischen Problemen .	69
8.5	Zusammenfassung und Empfehlungen	71

Farbtafeln 73

Literatur 77

Sachverzeichnis 81

1 Einleitung

Die Hämodialyse hat sich in den letzten 3 Jahrzehnten zu einem etablierten, technisch weitgehend perfektionierten und sicheren Verfahren in der Behandlung der terminalen, chronischen Niereninsuffizienz entwickelt. Die Qualität der konservativen Behandlung vor dem Stadium der dialysepflichtigen Niereninsuffizienz, die Erfahrung des Dialysezentrums sowie auch die Kooperationsbereitschaft und -fähigkeit der Patienten bestimmen die Behandlungsergebnisse. Diese positive Entwicklung wäre ohne die Möglichkeit, einen permanenten Gefäßzugang (arteriovenöse Fistel, arteriovenöser Shunt) zu schaffen und zu unterhalten, nicht vorstellbar. Eine gut funktionierende arteriovenöse Fistel stellt sozusagen die Nabelschnur des Dialysepatienten dar und gehört zu den Grundvoraussetzungen einer effizienten und problemlosen Hämodialysetherapie. Wegen der Komplikationsmöglichkeiten bleibt der Gefäßzugang trotz aller technischer Fortschritte aber die Achillesferse des Verfahrens [1, 13, 27, 48, 77].

Im klinischen Alltag zeigt sich nämlich immer wieder, daß Probleme mit dem Gefäßzugang häufig und für die Patienten und das betreuende Team auch äußerst belastend sind. Die Tatsache, daß die Dialyseindikation zunehmend großzügiger gestellt wird, d.h., daß mehr ältere und polymorbide Patienten mit vaskulären Problemen zur Dialyse kommen, läßt befürchten, daß solche Komplikationen auch in Zukunft häufig sein werden.

Shuntkomplikationen sollen rasch, sicher und wenn möglich mit einem schonenden, nichtinvasiven Verfahren erkannt werden. Diese Forderung gilt insbesondere für polymorbide Patienten.

Aus mehreren Gründen lag es nahe, die Duplexsonographie bei dieser Problemstellung einzusetzen. Zum einen wird sie den erwähnten Forderungen (Sicherheit, fehlende Invasivität, Verfügbarkeit, vertretbarer Zeitaufwand) gerecht. Zum anderen liegen mit dieser Methode an teilweise ähnlich oberflächlichen Gefäßen (extrakranielles Karotissystem, periphere Arterien und Venen) schon länger ausgedehnte und gesicherte Erfahrungen vor [36, 51, 69]. Dialyseshunts bieten vergleichbar günstige Untersuchungsbedingungen und die Möglichkeit, mit hochfrequenten Schallköpfen eine gute anatomische Detaildarstellung zu erzielen.

Diese Monographie stellt das Resümee unserer nun fast 4jährigen Erfahrung mit der Duplexsonographie zur Beurteilung von Dialyseshunts dar. Es zeigte sich klar, daß die Methode die in sie gestellten Erwartungen erfüllen konnte und sich derart bewährte, daß sie aus dem diagnostischen Repertoire eines großen Dialysezentrums kaum mehr wegzudenken ist.

2 Duplexsonographie

2.1 Definition

Als Duplexsonographie wird die Kombination zwischen Real-time-Sonographie und kontinuierlicher (continuous wave, CW) oder gepulster Dopplertechnik bezeichnet. Die Real-time-Sonographie ermöglicht eine anatomische Information: Lage, Verlauf, Querschnitt und Wandbeschaffenheit eines Gefäßes können dargestellt werden. Die Dopplertechnik bringt die funktionelle Information über den Blutfluß anhand des Dopplerspektrums ein. Die Kombination der beiden Systeme ermöglicht damit in einem Untersuchungsgang morphologische und funktionelle Beurteilungen.

2.2 Physikalisch-technische Grundlagen

Ultraschallwellen, die im menschlichen Körper auf stationäre Strukturen (Grenzschichten) treffen, werden in derselben Frequenz reflektiert, in der sie vom Schallkopf ausgesandt wurden. Durch Helligkeitsmodulation der reflektierten Echos entsteht das Ultraschall-B-Bild (brightness mode). Treffen hingegen die Ultraschallwellen auf bewegte Teilchen (Erythrozyten in einem Gefäß), so werden sie nach dem Dopplerprinzip mit einer anderen Frequenz reflektiert, als sie emittiert wurden (Dopplerfrequenzverschiebung = Doppler frequency shift, kurz „Dopplerfrequenz"). Je höher die Fließgeschwindigkeit der Teilchen ist, desto größer wird der Unterschied zwischen gesendeter und reflektierter Frequenz. Bewegen sich Teilchen auf die Schallquelle zu, so kommt es zur Frequenzerhöhung, entfernen sie sich von der Schallquelle, zur Frequenzerniedrigung.

Ausführliche und detaillierte Erörterungen der physikalisch-technischen Grundlagen der Duplexsonographie und ihrer Komponenten (B-Bild, Dopplertechnik) liegen vor und sollen daher in diesem Rahmen nicht weiter erörtert werden [10, 36, 69, 76, 79].

Die Darstellung eines Gefäßes im zweidimensionalen B-Bild, wie es die Duplexsonographie ermöglicht, schafft die Voraussetzung für quantitative Messungen. Da die Lage bzw. die Beziehung des Dopplerschallstrahls und des Meßvolumens (gebräuchliche Synonyma: sample volume, window) zum untersuchten Gefäß im B-Bild genau zu erkennen sind, kann der Winkel zwischen Dopplerschallstrahl und Gefäßlängsachse bestimmt und die Blutflußge-

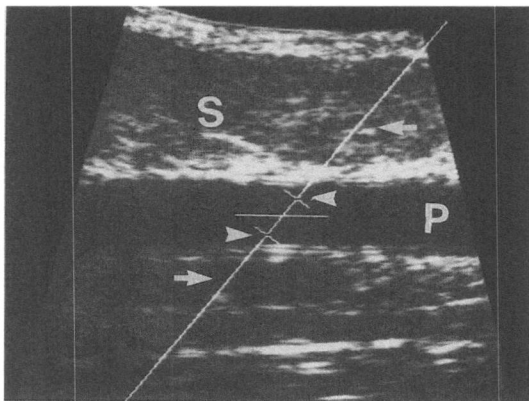

Abb. 1. Kunststoffshunt am Oberschenkel im Längsschnitt. Das B-Bild zeigt die tief im subkutanen Fettgewebe (*S*) liegende Polytetrafluoroäthylen-(PTFE-) Prothese (*P*), der Abstand zwischen der ventralen Wand der Prothese und der Haut beträgt 1,5 cm. Die Lage des Dopplerschallstrahls (→) und des Meßvolumens (zwischen ◄) sind gut zu erkennen. Der Winkel zwischen Gefäßlängsachse und Dopplerschallstrahl beträgt 53°

schwindigkeit errechnet werden; aus dieser und dem Gefäßquerschnitt läßt sich das Durchflußvolumen/Zeiteinheit ermitteln (Abb. 1). Quantitative Bestimmungen erfordern allerdings eine besonders exakte Untersuchungstechnik sowie die Kenntnis physikalisch bedingter möglicher Fehlerquellen.

Als neuere Entwicklung muß die farbkodierte Duplexsonographie erwähnt werden, die eine Vereinfachung der Untersuchungstechnik mit sich bringt. Dabei werden stationäre Echos einem Grauwert zugeordnet und erzeugen so das konventionelle B-Bild. Signale von sich bewegenden Teilchen hingegen werden abhängig von Bewegungsrichtung und Geschwindigkeit mit einer Farbe gekennzeichnet (kodiert). Dadurch ist im B-Bild simultan eine Echtzeitdarstellung des Blutflusses in den gerade angeschnittenen Gefäßen möglich [58].

2.3 Wichtige Anwendungsgebiete der Duplexsonographie

In der *Kardiologie* wird die Duplexsonographie schon lange und breit angewendet. Als wichtige Untersuchungsindikationen gelten die Beurteilung der Linksventrikelfunktion sowie der Hämodynamik des rechten Herzens (pulmonale Hypertonie), die Bestimmung der Druckgradienten an stenotischen Klappen, die Diagnose einer Klappeninsuffizienz und Einstufung ihrer hämodynamischen Wirksamkeit, die Beurteilung künstlicher Herzklappen, der Nachweis und die Quantifizierung von intrakardialen Shunts, weiter die Zuordnung von Geräuschen und die Bestimmung des Herzzeitvolumens [23, 65].

Auch in der Diagnostik arterieller Durchblutungsstörungen an den *Halsgefäßen* hat sich die Duplexsonographie als Standardmethode etabliert. In Kombination mit einer dopplersonographischen Grunduntersuchung und der transkraniellen Dopplersonographie ist es möglich, bei der Mehrzahl der Patienten einen genauen Gefäßstatus zu erheben, so daß die Indikation zur Angiographie wesentlich strenger gestellt werden kann. Manche Gefäßchirurgen führen rekonstruktive Eingriffe am Karotissystem im Halsbereich bereits ohne vorherige Angiographie durch. Auch der Nachweis von nicht- oder nur gering- bis mittelgradig stenosierenden Wandveränderungen durch atheromatöse Plaques stellt ein wichtiges Anwendungsgebiet dar. Die Dopplerinformation wird aber um so bedeutender, je höhergradiger eine Stenose ist [36, 51, 69].

Ebenso bewährt sich die Duplexsonographie bei der Beurteilung von *Extremitätenarterien und -venen*. Als wichtige Indikationen zur Untersuchung der Becken- und Beinarterien gelten das Erarbeiten von Entscheidungsgrundlagen für eine konservative Therapie, die Indikationsstellung zur perkutanen transluminalen Angioplastie (PTA), Kontrollen nach PTA und chirurgischen Interventionen, quantitative Flußbestimmungen, Beurteilung der Wirkung von Pharmaka sowie epidemiologische Untersuchungen [51].

In der nichtinvasiven Diagnostik von Becken- und Beinvenenthrombosen ist zu erwarten, daß sich die Duplexsonographie aufgrund der hohen Aussagekraft rasch durchsetzen wird. Mit zunehmender Erfahrung läßt sich das Venensystem von der V. cava inferior bis zu den Unterschenkelvenen gut darstellen. Die Ausdehnung einer Thrombose – insbesondere nach proximal – ist genau zu erkennen. Der Erfolg einer Lyse läßt sich nichtinvasiv kontrollieren. Weiter können Morphologie und Funktion von Venenklappen sowie die Wirksamkeit von Medikamenten beurteilt werden. Mit hochauflösenden Geräten gelingt selbst die Darstellung oberflächlicher Venen und der Vv. perforantes [51, 57].

Auch die Venen der oberen Extremität lassen sich so untersuchen; eine dankbare Indikation stellen Nachweis bzw. Ausschluß thrombotischer Komplikationen bei zentralvenösen Kathetern dar.

In der Inneren Medizin ist die Diagnostik am *Pfortadersystem* sowie an *Nieren- und Viszeralgefäßen* bedeutsam geworden. Allerdings schränken Adipositas, Meteorismus und Narben die Möglichkeiten beträchtlich ein. Zudem sind die diagnostischen Aussagen in hohem Maß von der Erfahrung des Untersuchers abhängig. Grundsätzlich dient die Duplexsonographie im Abdomen häufig auch der Zuordnung gefäßähnlicher Strukturen, die im B-Bild allein nicht sicher deutbar sind [76].

Allgemein sind aber die Erfahrungen mit der Methode in diesem Bereich noch nicht so ausgedehnt wie z.B. am extrakraniellen Karotissystem; die endgültige Validisierung kann noch nicht als abgeschlossen betrachtet werden [51].

Am Pfortadersystem lassen sich mit der Duplexsonographie Richtung, Geschwindigkeit und Volumen des portalen Blutflusses bestimmen. Damit erfolgt nichtinvasiv ein wesentlicher Beitrag zum Verständnis der Hämodynamik bei Leberzirrhose und portaler Hypertension. Die Diagnose einer Pfortaderthrombose oder eines Lebervenenverschlusses ist einfach und rasch möglich. Auch am Pfortadersystem läßt sich die Wirkung von Pharmaka dokumentieren; die Funktionstüchtigkeit operativ geschaffener Shunts kann überprüft werden [17, 76, 79].

Die wichtige Abklärung der Gefäßsituation vor einer Lebertransplantation ist mit der Duplexsonographie weitgehend möglich; postoperativ erlaubt sie insbesondere den Nachweis einer offenen Transplantatarterie [17]. Beim abdominellen Aortenaneurysma können die Strömungsverhältnisse und mitunter auch die renale Perfusion beurteilt werden; beim Aneurysma dissecans lassen sich im Dissekat komplexe turbulente Strömungen nachweisen. Die proximale Ausdehnung einer Kavathrombose kann im Gegensatz zur Phlebographie genau lokalisiert werden, auch die Kollateralenbildung läßt sich duplexsonographisch erfassen [76].

Die physiologische, postprandiale Hyperämie drückt sich in einer Zunahme der Flußparameter im Truncus coeliacus und der A. mesenterica superior aus. Damit ist es möglich, bei Verdacht auf Angina abdominalis die funktionelle Reserve im mesenterialen Stromgebiet zu überprüfen. Der direkte Stenosenachweis gelingt allerdings nur in den proximalen Gefäßabschnitten [51, 76].

Die Diagnose von Nierenarterienstenosen und -venenthrombosen kann grundsätzlich duplexsonographisch erfolgen. Als Screeningmethode bei renovaskulärer Hypertonie ist die Duplexsonographie zwar beschrieben, ihre Wertigkeit wird aber derzeit noch kontrovers beurteilt. An der transplantierten Niere ist neben der Diagnose von arteriellen Stenosen, dem Ausschluß einer venösen Thrombose und dem Nachweis postpunktioneller arteriovenöser Fisteln auch bis zu einem gewissen Grad eine Funktionsbeurteilung anhand der Widerstandsindizes möglich [51, 76, 79].

In der *Onkologie* läßt sich die Beziehung eines Tumors zu benachbarten Gefäßen duplexsonographisch besser als im B-Bild darstellen. Zudem weisen maligne Tumoren teilweise auch charakteristische Dopplerspektren auf, eine klare Dignitätsbeurteilung ist damit aber nicht möglich [76, 79].

In der *Geburtshilfe* können Durchblutungsstörungen in der utero- und fetoplazentaren Einheit frühzeitig erfaßt werden. Die Analyse der Dopplerkurven von fetalen, umbilikalen und uterinen Gefäßen ermöglicht es, fetale Gefahrenzustände zu erkennen und das kindliche Risiko einzuschätzen [24, 55]. Im *gynäkologischen Bereich* wurden zyklusabhängige Veränderungen des Dopplerspektrums an den Ovarialarterien beschrieben [79].

In der *Urologie* ist z. B. die Diagnose der arteriell bedingten erektilen Dysfunktion duplexsonographisch mit hoher Genauigkeit möglich [61].

2.4 Duplexsonographie von Dialyseshunts (Überblick)

Über die Beurteilung von Hämodialyseshunts mit der Duplexsonographie liegen nur wenige Berichte vor. Dies ist einerseits verständlich, da es sich doch um einen recht kleinen Anwendungsbereich handelt. Andererseits überrascht es, wenn man bedenkt, daß z. B. 1988 in der Schweiz, der BRD und Österreich zwischen 61 und 95 Personen pro 1 Million Einwohner neu an einer dialysepflichtigen Niereninsuffizienz erkrankten und Shuntprobleme im Verlauf der Hämodialysebehandlung häufig sind [15, 38].

Rein morphologisch orientierte, auf das B-Bild beschränkte Untersuchungen gehen bereits auf das Jahr 1978 zurück, in dem Kottle mit einem 5,0-MHz-

Schallkopf verschiedene Dialyseshunts beurteilte [50]. Scheible berichtete 1980 über die Vorteile höherfrequenter Schallköpfe (10,0 MHz), die eine bessere Detailauflösung ermöglichten [73]. Die sich mit der B-Bild-Sonographie anbietenden Möglichkeiten wurden dann aber nur mehr vereinzelt weiter verfolgt [33, 85].

Nichtinvasive Flußmessungen mit der Dopplermethode – also lediglich der funktionellen Komponente der Duplexsonographie – sind ebenfalls schon längere Zeit bekannt. Die getrennte Ermittlung des Gefäßquerschnitts (im B-Bild oder durch Angiographie) ermöglichte auch die Berechnung von Durchflußvolumina [9, 25, 26, 60, 66, 78].

Bergmann et al. wiesen 1982 an 15 Patienten mit funktionierenden Brescia-Cimino-Fisteln auf die eleganten Möglichkeiten der Duplexsonographie (morphologische und funktionelle Beurteilung mit Flußbestimmungen) hin und stellten u. a. die nichtinvasive Diagnostik von Stenosen in Aussicht [8]. Wetzner et al. beobachteten 1984 an einer kleinen Patientenzahl mit schlecht funktionierenden Dialysefisteln eine gute Korrelation der Duplexsonographie zur Angiographie [86]. Auch französische Arbeitsgruppen berichteten 1984 über die Methode und die Möglichkeit quantitativer Bestimmungen [4, 18]. 1986 veröffentlichten mehrere Arbeitsgruppen Ergebnisse an kleineren Patientengruppen mit weitgehend funktionstüchtigen Brescia-Cimino-Fisteln [6, 32, 56]. 1987 konnten wir die Vorteile der Methode an einer Gruppe von Patienten mit Brescia-Cimino- und Kunststoffisteln, bei denen teilweise gravierende Komplikationen aufgetreten waren, vorstellen und publizierten darüber auch 1988 und 1989 [41–44]. Zwicker et al. publizierten 1987 ebenfalls über Patienten mit verschiedenen Fisteltypen und klinischen Problemen [89].

Erfahrungen mit der *farbkodierten Duplexsonographie* liegen vor; sie vereinfacht die Untersuchung und läßt für bestimmte Fragestellungen auch eine Erweiterung der diagnostischen Möglichkeiten erwarten [54, 58, 84].

3 Der permanente Gefäßzugang für die Hämodialyse aus heutiger Sicht

3.1 Allgemeines

Ein gut funktionierender, permanenter Gefäßzugang (arteriovenöse Fistel, arteriovenöser Shunt, im folgenden kurz „Fistel" oder „Shunt") stellt eine der Grundvoraussetzungen für die effiziente und problemlose Hämodialysebehandlung dar. Es ist daher verständlich, daß dem Gefäßzugang die Aufmerksamkeit aller Betroffenen (Nephrologen, Gefäßchirurgen, Pflegepersonal, Patienten) laufend und in hohem Maß zugewendet werden muß. Zwischen Sorgfalt der Planung bzw. Ausführung des Eingriffs und der Erfolgsrate, d. h. der Lebensdauer des Shunts, besteht ein klarer Zusammenhang. Daher ist bereits im Stadium der präterminalen Niereninsuffizienz daran zu denken, daß die Venen eines Armes für die notwendige Fistel geschont werden, d. h. Venenpunktionen hier unterbleiben sollten. Es herrscht auch Konsens darüber, daß der Shunt von einem möglichst erfahrenen Gefäßchirurgen angelegt werden muß. In der Literatur wird dafür sogar ein „superspecialist" gefordert [1, 13, 75].

Mehrere Aspekte müssen bei der Anlage eines Dialyseshunts berücksichtigt werden. Der Eingriff soll möglichst klein sein und darf den Patienten nicht gefährden. Die Fistel sollte so günstig liegen, daß die Lebensqualität des Patienten nicht beeinträchtigt wird und die Punktionen einfach möglich sind. Auch an einen eventuell nötigen Korrektureingriff ist bereits bei der Erstoperation zu denken. Die Blutversorgung der betroffenen Extremität darf nicht beeinträchtigt werden, d. h. Ischämien und Thrombosen als Folge der Fistelanlage müssen vermieden werden. Für die effiziente Hämodialyse ist einerseits ein Fistelfluß von mindestens 200–300 ml/min nötig, andererseits soll er nicht so hoch sein, daß Risikopatienten durch ein zu hohes Shuntvolumen kardial gefährdet werden [27].

Im folgenden sollen kurz die derzeit gebräuchlichsten Fisteltypen beschrieben werden, die nach Möglichkeit am nichtdominanten Arm angelegt werden. Shunts an der unteren Extremität bergen gravierende Komplikationsmöglichkeiten in sich (Ausbildung einer schweren Varikose, Ischämiegefährdung des Beines) und sollten daher nur Ausnahmefällen vorbehalten bleiben. Der Scribner-Quinton-Shunt wird als permanenter Gefäßzugang praktisch nicht mehr verwendet. Eine ausführlichere Schilderung der verschiedenen Shunttypen bzw. der operationstechnisch manchmal nötigen Variationen würde diesen Rahmen sprengen, es sei diesbezüglich auf die einschlägige Literatur verwiesen [1, 13, 14, 27, 45].

3.2 Innere arteriovenöse Fistel (Brescia-Cimino-Shunt)

Seit der Beschreibung einer arteriovenösen Anastomose zwischen der A. radialis und der V. cephalica antebrachii durch Brescia und Cimino im Jahr 1966 gilt die Anlage einer solchen Fistel allgemein als Methode der Wahl [11, 13, 45, 68]. Ursprünglich wurde eine Seit-zu-Seit-Anastomose beschrieben, es sind jedoch auch End-zu-Seit- oder End-zu-End-Anastomosen möglich. Die Seit-zu-Seit-Anastomose birgt die Gefahr von Venenerweiterungen am Handrücken, Fingerödem und Stealsyndrom. Heute wird allgemein die End-zu-Seit-Anastomose als günstigste Variante angesehen (Abb. 2a). Die A. radialis bleibt dabei bis in die Peripherie offen; neue, weiter proximal gelegene Anastomosen sind möglich. Die Lumenweite der Anastomose sollte 6–8 mm betragen. Nach 3–6 Wochen entwickelt sich die anastomosierte Vene zu einer „Pseudoarterie" mit einem entsprechend hohen Blutdurchfluß, der für eine effiziente Dialyse notwendig ist. Die verdickte Gefäßwand erlaubt auch die wiederholten Punktionen. Innere arteriovenöse Fisteln zeichnen sich durch lange Lebensdauer und geringe Infektionsanfälligkeit aus. So wird die Rate funktionsfähiger Fisteln

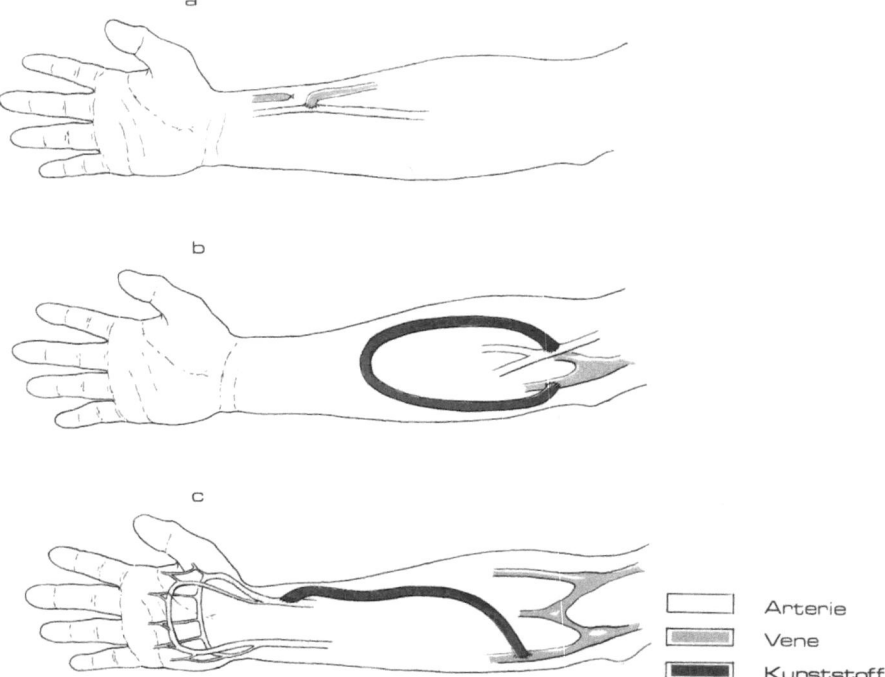

Abb. 2a–c. Schematische Darstellung gebräuchlicher Fisteltypen. **a** End-zu-Seit-Anastomose zwischen A. radialis und V. cephalica antebrachii. **b** Schleifenförmiges Interponat (loop) aus Kunststoff, in diesem Beispiel zwischen A. cubitalis und V. basilica anastomosiert. **c** Gerade verlaufendes Interponat (straight shunt) aus Kunststoff, Anastomose zwischen A. radialis und V. basilica

nach einem Jahr mit 80-90%, nach 2 Jahren mit 87% und nach 4 Jahren noch mit 65% angegeben. Eine Funktionsfähigkeit bis zu 20 Jahren ist beschrieben worden [1, 45, 47, 68].

Als Alternativen kommen Anastomosen zwischen der A. ulnaris und der V. basilica oder arteriovenöse Anastomosen in der Ellenbeuge und am Oberarm in Betracht.

3.3 Gefäßimplantate (Grafts)

Wenn die Unterarmvenen thrombosiert oder zu zart sind, ihr Zustand also eine einfache Anastomosierung zwischen Arterie und Vene (wie oben beschrieben) nicht erlaubt, kommen als Alternative Gefäßimplantate in Frage. Dies kann auch bei adipösen Patienten nötig werden, wo selbst eine gut arterialisierte Vene durch die tiefe Lage mitunter schwierig zu punktieren ist.

Grundsätzlich wurden autologe (V. saphena magna) und homologe Veneninterponate sowie heterologe Implantate (Karotiden vom Kalb) und solche aus Kunststoff beschrieben.

Letztlich haben sich Kunststoffprothesen durchgesetzt. Die derzeit offenbar geeignetsten bestehen aus gedehntem Polytetrafluoroäthylen (PTFE), durch dessen Mikroporen jugendliche Bindegewebszellen aus dem Transplantatlager rasch einwachsen. Eine dünne Neointimaschicht entsteht. Von den beiden gebräuchlichsten Typen hat die Gore-Tex-Prothese im Gegensatz zur Impra-Prothese eine Ummantelung, die eine aneurysmatische Ausweitung verhindern soll [14, 22, 27, 35, 72]. Autologe Veneninterponate werden nur mehr selten verwendet.

Die Kunststoffprothese wird entweder als gerade Verbindung (straight shunt) zwischen der A. radialis (A. ulnaris) und einer Vene in der Ellenbeuge oder am Oberarm (z. B. V. basilica) oder als subkutan verlaufende Schleife (loop) zwischen einer Arterie und Vene in der Ellenbeuge implantiert (Abb. 2b, c). Die Anastomose mit einer großen Vene etwas distal der Ellenbeuge gilt als günstig. Auch Kunststoffshunts werden an der unteren Extremität wegen der höheren Komplikationsrate nur ausnahmsweise angelegt [45].

Kunststoffprothesen weisen einige Vorteile auf: Sie verfügen über gleichbleibende Qualität und sind lagerbar. Länge und Durchmesser können der Situation angepaßt gewählt werden, die Operation selbst ist technisch relativ einfach. Mit der ersten Punktion muß im Gegensatz zur Brescia-Cimino-Fistel nicht so lange gewartet werden. Als Nachteile gelten, daß die Lebensdauer insgesamt niedriger ist als die von inneren arteriovenösen Fisteln und Komplikationen häufiger sind. Die Rate funktionsfähiger Shunts nach einem Jahr wird mit 62,4-90,5% angegeben [72, 80], nach 2 Jahren mit 50-79% [34, 62], nach 3 Jahren mit 60-64% [34, 39] und nach 4 Jahren mit 43% [62]. Eine Intimaverbreiterung, die sich mit der Zeit einstellt, und die Punktionstoleranz stellen die wichtigsten Faktoren für die Lebensdauer der Prothese dar. Infektionen treten häufiger auf als bei Brescia-Cimino-Fisteln [13, 14, 64].

4 Komplikationen am Gefäßzugang und diagnostische Möglichkeiten

4.1 Das klinische Problem: Komplikationen am Gefäßzugang

Trotz aller technischer Fortschritte bleibt der permanente Gefäßzugang wegen seiner Komplikationsmöglichkeiten ein neuralgischer Punkt bei der Hämodialyse [1, 13, 14, 27]. Die Integrität und Funktionsfähigkeit der Fistel ist aber – wie schon erwähnt – auf längere Sicht eine der Grundvoraussetzungen für die effiziente Behandlung. Die Praxis an einer Dialysestation zeigt, daß Shuntkomplikationen im Verlauf der Therapie häufig sind und für die Patienten und das Betreuerteam eine erhebliche Belastung darstellen. Ein Großteil der Hospitalisierungen geht bei den meisten Dialysepatienten zu Lasten von Problemen am permanenten Gefäßzugang [13, 38]. Es muß daher bei sich häufenden Fistelkomplikationen letztlich auch ein ökonomischer Mehraufwand angenommen werden. Stenose, Thrombose, Infektion, Aneurysma, High-output-Herzinsuffizienz, arterielles Entzugssyndrom und venöse Hypertonie können bei jedem Fisteltyp auftreten [13, 27]. Die Komplikationsrate nimmt mit dem Lebensalter der Patienten zu. Tabelle 1 zeigt eine Übersicht möglicher Komplikationen bei arteriovenösen Fisteln. Die ausführliche Schilderung von Ursachen, Klinik und Ultraschallphänomenologie erfolgt in Kap. 6.

Tabelle 1. Komplikationen bei arteriovenöser Fistel. (Nach Castro [14])

Thrombose (und ihre Ursachen)	Früh	Venöse Insuffizienz (Hypoplasie, Thrombose) Atherosklerose (Diabetes mellitus) Operativ-technische Mängel (Kompression, Blutung, Nahtinsuffizienz, Abknickung)
	Spät	Hypotension Intimaschädigung durch Punktion Hyperkoagulabilität Infektion, Perikarditis, Nieren-TX
Andere Komplikationen		Infektion, Endokarditis Blutung Aneurysmen, Pseudoaneurysmen Stealsyndrom, Ischämie Bildung ven. bzw. arter. Schlingen Karpaltunnelsyndrom Armhypertrophie bei Kindern Mikroembolie Störung peripherer Nerven

4.2 Diagnostische Möglichkeiten bei Shuntkomplikationen

Bei Verdacht auf Shuntinsuffizienz oder wenn bei einem klinischen Problem ein Zusammenhang mit der Fistel vermutet wird, sollte die Diagnose rasch gestellt werden, um die Therapie (z. B. Thrombektomie, perkutane transluminale Angioplastie) unverzüglich einzuleiten. Für polymorbide Patienten, wie es chronisch Nierenkranke meistens sind, hat die Forderung nach schonenden und nichtinvasiven Untersuchungsmethoden besonderes Gewicht [4].

4.2.1 Anamnese, Inspektion, Palpation, Auskultation

Auch im Zeitalter der hochtechnisierten Medizin stehen Anamnese, Inspektion, Palpation und Auskultation an erster Stelle eines diagnostischen Stufenplans. So ist z. B. bei erhöhtem Einlaufdruck der Verdacht auf eine proximale Abflußbehinderung naheliegend; Arterialisierung der Handvenen und Ödembildung weisen ebenfalls auf eine venöse Abflußbehinderung oder auf offene Venenäste mit insuffizienten Klappen hin; niederer Blutfluß läßt an eine Stenose an der zuführenden Arterie oder im Anastomosenbereich denken; eine diffuse, schmerzhafte und gerötete Schwellung am Shuntarm gibt Hinweis auf einen entzündlichen Prozeß, z. B. eine Phlegmone, während eine indolente, nichtgerötete, pulsierende Schwellung durch ein Aneurysma hervorgerufen sein kann; fehlen die typischen Pulsationen und das typische pulssynchrone Auskultationsgeräusch, besteht der Verdacht auf eine Shuntthrombose. Bei einiger Erfahrung und regelmäßiger Auskultation der Fistel mag sich auch ein neu auftretendes Stenosegeräusch differenzieren lassen. Insgesamt ist es aber nicht möglich, die Ursache einer Fisteldysfunktion rein klinisch exakt zu diagnostizieren [3, 81].

4.2.2 Selten angewandte Untersuchungsmethoden

Mehrere Untersuchungsmethoden, darunter auch solche, die eine Bestimmung des Durchflußvolumens ermöglichen, wurden beschrieben. Die transvenöse Serienxeroradiographie erlaubt eine morphologische und hämodynamische Beurteilung der Fistel [40]. Mit der venösen Okklusionsplethysmographie kann der Blutfluß am Arm und an den Fingern proximal und distal der Fistel bestimmt werden [7].

Elektromagnetische Verfahren zur Flußbestimmung sind nur intraoperativ anwendbar [2, 21]. Auch Indikatorverdünnungs- und nuklearmedizinische Methoden ermöglichen grundsätzlich eine Flußmessung [25, 31, 63]. Alle erwähnten Techniken fanden aber wohl deshalb keine breite routinemäßige Anwendung, weil sie z. T. invasiv, aufwendig, nicht jederzeit verfügbar bzw. wiederholbar waren und heute alternative Methoden vorhanden sind.

4.2.3 Angiographie

Als Standardmethode der bildgebenden Diagnostik an Dialyseshunts gilt die Angiographie. Dabei wird bei der konventionellen Technik das Kontrastmittel in die zuführende Arterie (Punktion der A. brachialis bzw. Katheterangiographie) oder direkt in die Fistel (Fistulographie) eingebracht [38, 81]. Auch hier hat sich aber die digitale Subtraktionsangiographie (DSA) durchgesetzt [30]. Damit können die Lage der Fistel, ihr Verlauf, Aneurysmen, Stenosen, Verschlüsse und je nach Technik auch die Hämodynamik mit zu- und abführenden Gefäßen beschrieben werden. Der intraarteriellen (i. a.) DSA mittels Feinnadelpunktion der A. brachialis ist der Vorzug zu geben, weil sie schonender ist und auch eine Beurteilung der Shuntdynamik zuläßt. Wird das Kontrastmittel über die liegende Dialysenadel bei übersystolischer Kompression des Oberarmes appliziert, so ist zwar ebenfalls eine morphologische Beurteilung möglich, wird aber unter Umständen durch die gleichzeitige Darstellung zahlreicher Unterarmvenen erschwert. Auch die Shuntdynamik läßt sich so nicht immer hinreichend verfolgen. Über die liegende Nadel kann aber eine Ballondilatation oder lokale Lysetherapie durchgeführt werden. Die intravenöse DSA zeigt zwar die Shuntdynamik, ein wesentlicher Nachteil liegt jedoch in der Gefährdung noch vorhandener Venen.

Bei schlecht sicht- und tastbaren Venen ist bereits vor der Operation manchmal eine Phlebographie ratsam, um die für eine Anastomose günstigste Vene zu finden [88].

Als Nachteile der Angiographie sind anzuführen: Die Ausdehnung einer Thrombose nach proximal kann nicht genau festgestellt werden. Pathologische Prozesse im und um das Shuntbett, die mit dem Gefäß nicht direkt zusammenhängen, entgehen einer genauen Diagnose. Auch flache, wandständige Thromben oder thrombosierte Aneurysmen sind mit einer Angiographie schwer nachweisbar. Zudem stellt sie ein invasiveres Verfahren mit dem Risiko der Kontrastmittelgabe dar und ist bei entzündlichen Komplikationen kontraindiziert (s. auch 8.1).

4.2.4 Dopplersonographie

Die Dopplersonographie erlaubt sehr einfach die Bestimmung von Richtung und Geschwindigkeitsänderungen des Blutflusses in der Fistel [7, 78]. Klinisch gestellte Verdachtsdiagnosen (z. B. Stenose, Verschluß) können damit bestätigt werden, aber auch die annähernde Verlaufsbestimmung besonders tiefliegender, schlecht zu tastender Fisteln ist möglich. In einer neueren Arbeit wird gezeigt, daß die Thrombosegefährdung einer Brescia-Cimino-Fistel dopplersonographisch beurteilt werden kann [70]. Wenn der Fistelquerschnitt bekannt ist, der allerdings getrennt, z. B. mit der Real-time-Sonographie, bestimmt werden muß, läßt sich auch das Durchflußvolumen mit ausreichender Genauigkeit errechnen [25, 26] (s. 8.1).

4.2.5 B-Bild-Sonographie

Mit der B-Bild-Sonographie können die Lage der Fistel, ihr Durchmesser, Gefäßwandveränderungen, Aneurysmen, Thrombosen, Veränderungen außerhalb der Fistel und auch Stenosen gut dargestellt werden, insbesondere wenn Schallköpfe über 5,0 MHz zur Anwendung kommen. Die Beurteilung von Funktion und Hämodynamik einer Fistel, häufig ein wesentlicher Teil der Fragestellung, ist jedoch nicht möglich. Probleme ergeben sich bei kompliziertem Gefäßverlauf, echoarmen Thromben und einem Gefäßdurchmesser unter 3 mm [33, 50, 73, 85] (s. 8.1).

4.2.6 Duplexsonographie

Die Duplexsonographie verbindet die Vorteile von Dopplersonographie und B-Bild-Verfahren und kann diagnostische Lücken der Angiographie füllen. Sie ist nichtinvasiv, beliebig wiederholbar und belastet den Patienten nicht. Ohne Punktion und ohne Kontrastmittel ist es möglich, die Anatomie einer Fistel (Lage, Verlauf, Tiefe, Anastomosen, zu- und abführende Gefäße, Wandveränderungen, Stenosen) exakt zu beschreiben. Hochfrequente Schallköpfe (7,5 und 10,0 MHz) mit sehr hohem Auflösungsvermögen ermöglichen die Darstellung auch zarter Wandveränderungen und anatomischer Details. Immerhin beträgt die axiale Auflösung bei einer Frequenz von 8 MHz 0,3 mm [36]. Im Gegensatz zur Angiographie kann man bei Thrombosen auch deren Ausmaß (Ausdehnung) exakt feststellen und pathologische Prozesse im Shuntbett, dem subkutanen Fettgewebe und der Muskulatur der Extremität miterfassen [4, 8, 32, 42, 44, 56, 86, 89] (s. 8.1).

Da im B-Bild die Lage des Dopplerschallstrahls und des Meßvolumens genau zu erkennen ist, läßt sich der Winkel zwischen Gefäß und Dopplerschallstrahl genau bestimmen (s. Abb. 1), die Fließgeschwindigkeit ermitteln und das Durchflußvolumen berechnen (s. 5.2). Modellversuche zeigten, daß mit der Duplexsonographie die Volumenberechnungen für die klinische Fragestellung (zu niedriger, normaler oder zu hoher Fluß?) mit ausreichender Genauigkeit möglich sind [4, 6, 28, 76].

4.2.7 Farbkodierte Duplexsonographie

Die farbkodierte Duplexsonographie stellt eine Weiterentwicklung der konventionellen Duplexsonographie und eine Bereicherung dar (s. 2.2). Der Blutfluß kann im B-Bild simultan gezeigt, d. h. Gefäßmorphologie und Hämodynamik können gleichzeitig dargestellt werden. Damit erfaßt man insbesondere bei unübersichtlichen und komplexen Gefäßverhältnissen rascher den Gefäßverlauf und die Flußrichtung, hämodynamisch wirksame Veränderungen sind leichter zu erkennen. Die Untersuchung wird dadurch vereinfacht und beansprucht weniger Zeit. Die Wertigkeit der Methode im Vergleich mit der DSA bei der Beurteilung von Dialyseshunts ist gut dokumentiert, quantitative Blutflußbestimmungen sind möglich [53, 54, 58, 59, 84].

5 Duplexsonographie von Dialyseshunts

5.1 Untersuchungsindikationen

Unserer Erfahrung nach hat es sich bewährt, die Untersuchungsindikation großzügig zu stellen (Tabelle 2). Bei operativ-technischen Problemen oder wiederholten Eingriffen erfolgt eine erste Beurteilung bereits an den unmittelbar postoperativen Tagen. Routinemäßig sollte aber jede Fistel vor der ersten Punktion sonographiert werden, um die Anatomie kennenzulernen, insbesondere aber um das Durchflußvolumen zu ermitteln. Davon hängt letztlich ab, ob die Fistel für die erste Punktion freigegeben werden kann. Je länger man dem Shunt Zeit läßt zu reifen, desto besser ist seine Langzeitprognose [13, 75].

Findet man bei dieser ersten Untersuchung an Brescia-Cimino-Fisteln ein zu geringes Durchflußvolumen, erfolgen wöchentliche Kontrollen. Der Patient wird angehalten, den Arm regelmäßig mit einer Blutdruckmanschette vorsichtig für kurze Zeit zu stauen, um die Entwicklung der Fistel zu fördern. Gerade in dieser Situation, wenn also die Fistel nicht zeitgerecht reift, ist sorgfältig auf Stenosen im Anastomosenbereich und im venösen Schenkel zu achten. Bei komplikationsfreiem Verlauf sind regelmäßige Untersuchungen in größeren Intervallen wünschenswert.

Eine klare Indikation zur Shuntsonographie ist gegeben, wenn im Verlauf der Hämodialysebehandlung Probleme am Gefäßzugang auftreten, die Funktion nachläßt oder wenn bei allgemeinen medizinischen Komplikationen ein

Tabelle 2. Indikationen zur Shuntsonographie

Postoperativ
Vor der ersten Punktion (regelmäßige Verlaufskontrollen)

Wiederholt Punktionsprobleme
Aspiration von Thromben
Blutfluß zu niedrig
Arterielles Ansaugen
Erhöhter venöser Druck (Einlaufdruck)
Insuffiziente Dialyse ("underdialysis")
Shunt schlecht palpabel, kein Auskultationsgeräusch
Verdacht auf zu hohes Shuntvolumen
Schwellungen (diffus, umschrieben, pulsierend)
Schmerzen
Fieber, Entzündungszeichen
Periphere Ischämie

Zusammenhang mit der Fistel vermutet wird. Die Symptome einer zunehmenden Shuntinsuffizienz (z. B. schwächeres Auskultationsgeräusch, Flußprobleme, Aspiration von Thromben, kongestive Schwellung der Hand, Anstieg der Retentionsparameter, Mischblut im extrakorporalen Kreislauf), die einem thrombotischen Verschluß häufig über Wochen vorausgehen können, sind klinisch nicht spezifisch [81], nach ihren Ursachen muß aber sonographisch konsequent gesucht werden.

Der Zeitpunkt der Untersuchung richtet sich nach dem Zuweisungsgrund bzw. dem klinischen Problem. Bei akuten Fragestellungen, z. B. Thromboseverdacht, wird man die Untersuchung möglichst rasch anfordern, um die nötige Therapie unverzüglich einleiten zu können. Dabei kann es vorkommen, daß wegen noch liegender Kompressionsverbände die Fistel abschnittsweise nicht genau einzusehen ist, was im Befund vermerkt werden muß. Handelt es sich um eine Indikation ohne Dringlichkeit, z. B. um Verlaufskontrollen, so ist der Zeitpunkt unmittelbar vor der Dialyse oder zwischen den Dialysetagen günstiger, weil die Untersuchung durch Verbände nicht behindert wird. Eine spezielle Vorbereitung ist nicht nötig. Der Untersucher sollte über die angewandte Operationstechnik (Anastomosentechnik, Art des Implantats, Besonderheiten im Situs) ausreichend informiert sein.

5.2 Untersuchungstechnik

Die Untersuchung kann sowohl am sitzenden als auch am liegenden Patienten durchgeführt werden. Der Shuntarm soll auf einem Kissen möglichst waagrecht und bequem gelagert sein (Abb. 3a). Schallköpfe mit einer Frequenz von 5,0 MHz und darüber garantieren das erwünschte Auflösungsvermögen. Je nach Schallkopftyp ist es gelegentlich notwendig, eine Vorlaufstrecke zu verwenden, um im Nahfeld, wo die Fistel meist liegt, optimale Schallbedingungen zu bekommen. Die Vorlaufstrecke muß aber so angelegt werden, daß Druck auf die Fistel vermieden wird, weil er den Querschnitt verändert und bei Messungen zu Verfälschungen führt (Abb. 3b).

Zuführende Arterie (arterieller Schenkel), Anastomose, venöser Schenkel, abführende Venen und bei Implantaten auch die venöse Anastomose müssen beurteilt werden. Der Verlauf der Gefäße und die Lage in Beziehung zur Oberfläche (Tiefe) sind zu beschreiben. Die abführenden Venen sollen möglichst weit nach proximal verfolgt werden, um Stenosen in diesem Bereich nicht zu übersehen. Um eine Vorstellung von der Anatomie der Fistel zu erhalten, stellt man sie daher im B-Bild kontinuierlich in Quer- und Längsschnitten dar. Dabei sollten die in Tabelle 3 angeführten Strukturen und Parameter systematisch beurteilt werden.

Die Doppleruntersuchung als funktionelle Komponente des Verfahrens erfolgt in ähnlicher Weise. Unter laufender Kontrolle im B-Bild wird das Meßvolumen in die zuführende Arterie gelegt und dann durch die Anastomose in den venösen Schenkel bis in die abführenden Gefäße möglichst weit nach

Untersuchungstechnik

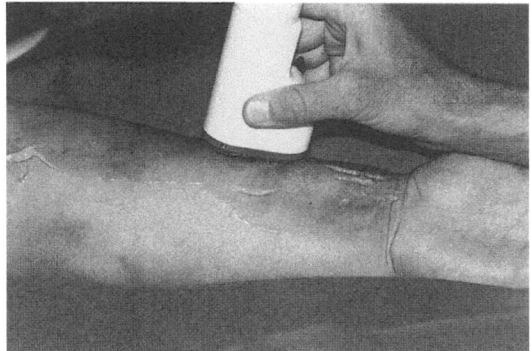

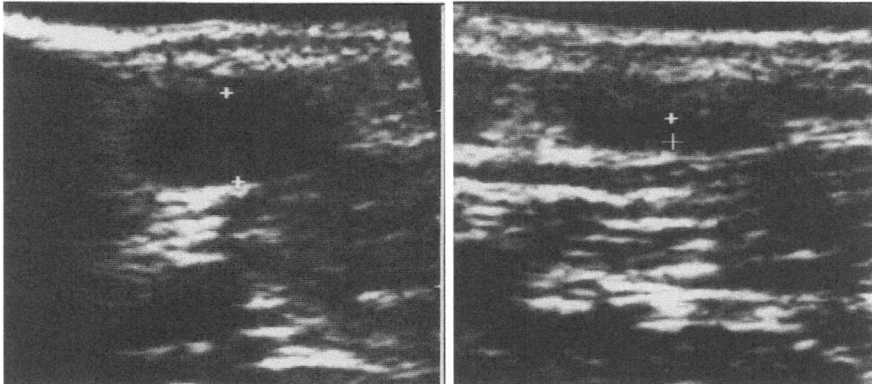

Abb. 3. a Untersuchung einer Brescia-Cimino-Fistel. Der Arm wird auf einem Kissen annähernd waagrecht gelagert. Die Fistel kann so bequem in Längs- (siehe Bild) und Querschnitten ohne Kompression untersucht werden. Der hier abgebildete Schallkopf verfügt über eine integrierte Vorlaufstrecke. **b** Effekte von Kompression auf die Fistel. Die Zuweisung erfolgt wegen „Ansaugen der Nadel" während der Dialyse. *Links* ist der Querschnitt einer zartwandigen Brescia-Cimino-Fistel im venösen Schenkel bereits durch leichten Druck queroval verändert (Durchmesser zwischen + +: 5 mm), dies läßt sich durch weiteren Druck noch verstärken (*rechte Bildhälfte*, Durchmesser zwischen + +: 1,3 mm). Während der Dialyse entstand die hier geschilderte Kompression durch zu straffe Fixation der Nadel! Wenn man sich das Kaliber einer Dialysenadel vorstellt, ist verständlich, warum es zum „Ansaugen" kommt. Eine Änderung der Nadelfixation löste das Problem einfach und rasch

proximal geführt. Es erfordert etwas Geschicklichkeit und Training, das Meßvolumen genau im Gefäßlumen plaziert zu halten, besonders wenn die untersuchten Gefäße zart sind. Geduld ist nötig, um nicht durch eiliges Untersuchen ein Areal mit pathologischer Dopplerfrequenz (Stenose) zu übersehen.

Das Dopplerspektrum, das den zeitlichen Ablauf von Strömungsgeschwindigkeiten bzw. Frequenzen zeigt, wird während der Untersuchung kontinuierlich registriert. In der zuführenden Arterie, den Anastomosen, dem venösen Schenkel und an den abführenden Venen werden die Fließgeschwindigkeiten bzw. Dopplerfrequenzen dokumentiert. Auf die aufwendige und zeitraubende Bestimmung des Durchflußvolumens sollte nicht verzichtet werden.

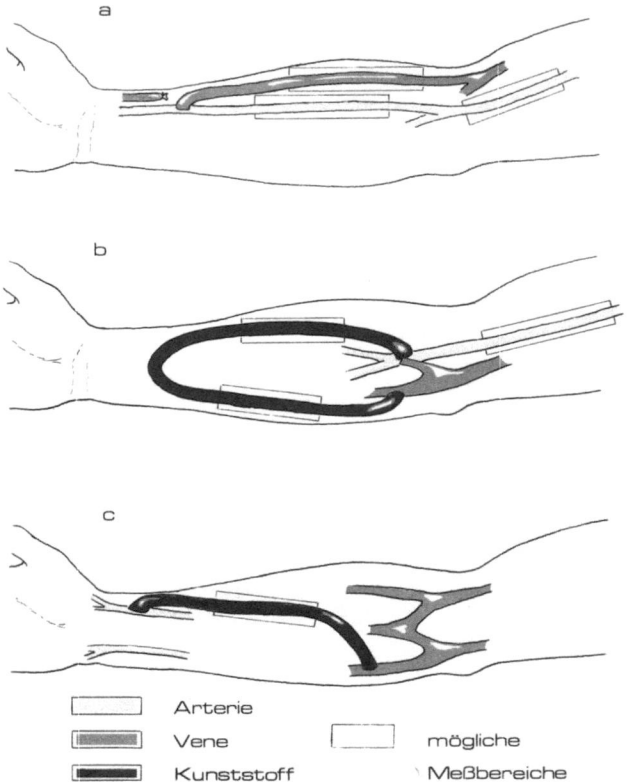

Abb. 4 a–c. Mögliche Meßbereiche für die Volumenbestimmung. Allgemein ist darauf zu achten, daß der Abstand von den Anastomosen mindestens 5 cm beträgt und nur in geraden, nicht gewunden verlaufenden Gefäßabschnitten gemessen wird. **a** An Brescia-Cimino-Fisteln bietet sich unserer Erfahrung nach in erster Linie der venöse Schenkel an. Alternativ kann in der proximalen A. radialis gemessen werden. Orientierende Messungen sind auch an der A. cubitalis bzw. brachialis möglich. **b, c** An Kunststoffinterponaten gelingen die Volumenbestimmungen in den gerade verlaufenden Abschnitten. Auch hier gilt, daß an der A. cubitalis bzw. brachialis alternativ eine orientierende Volumenbestimmung möglich ist

Grundsätzlich können Volumina im arteriellen und venösen Schenkel einer Fistel berechnet werden, wenn turbulenzfreie Gefäßabschnitte vorhanden sind (Abb. 4). Der Abstand zu den Anastomosen sollte mindestens 5 cm betragen. Unserer Erfahrung nach hat sich unter den erwähnten Voraussetzungen an Brescia-Cimino-Fisteln die Messung im mittleren Drittel des venösen Schenkels bewährt. Das Durchflußvolumen/Zeiteinheit (V) läßt sich nach der Formel

$$V\ (cm^3/s) = Q \cdot v\ (cm^2 \cdot cm/s)$$

berechnen, wenn die Fließgeschwindigkeit v und der Gefäßquerschnitt Q bekannt sind. Die Fließgeschwindigkeit v kann ermittelt werden, da der Winkel zwischen Gefäßlängsachse und Dopplerschallstrahl genau bestimmt werden

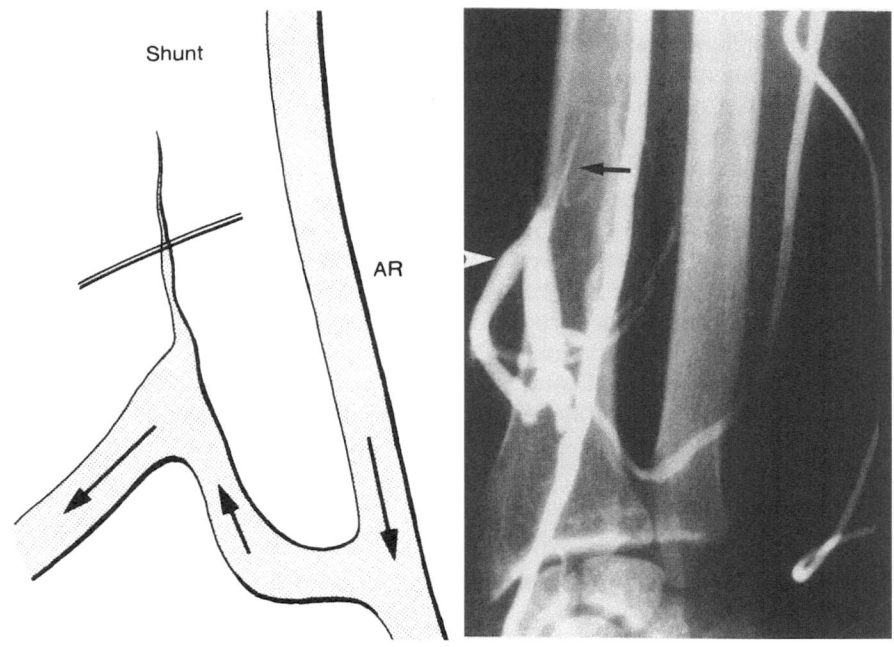

Abb. 5a, b. Hochgradige Stenose der V. cephalica antebrachii (→) mit Ausbildung einer kräftigen, nach distal verlaufenden Vene (▶). Die Fistel entwickelte sich innerhalb von 3 Wochen nicht zufriedenstellend und wurde operativ revidiert. **a** zeigt die Skizze, wie sie nach der Duplexuntersuchung angefertigt wurde und die den wesentlichen pathologischen Befund darstellt, **b** das zugehörige Angiogramm

Tabelle 3. Duplexsonographische Beurteilungskriterien einer Dialysefistel

Morphologie
Zuführende Arterien (arterieller Schenkel)
  Durchmesser, Wandveränderungen (Plaques)
Anastomosen
  Typ, Lumenweite
Venöser Schenkel
  Verlauf, Lage in bezug zur Armoberfläche (Tiefe)
  Lumen, Durchmesser, Wandveränderungen, Komprimierbarkeit
Drainierende Venen
  Verlauf, Durchmesser, Komprimierbarkeit
Shuntbett
  Subkutanes Fettgewebe, Muskulatur

Funktion
Analyse des Dopplerspektrums in allen Segmenten
Systolische und enddiastolische maximale Geschwindigkeit bzw. Dopplershift
Volumen, Pourcelot-Index

kann. Er sollte möglichst klein sein und auf keinen Fall 60° überschreiten. Die Querschnittsfläche Q wird in der Annahme eines annähernd kreisrunden Gefäßquerschnitts aus dem Durchmesser berechnet. Um Meßfehler zu vermeiden, ist eine subtile Untersuchungstechnik ebenso nötig wie die Kenntnis von Fehlermöglichkeiten [28, 76]. Auf die Problematik von Volumenbestimmungen wird später noch einmal ausführlich eingegangen (s. 8.2).

Neben dem schriftlichen Befund sollte auch eine Skizze der Gefäßsituation angelegt werden (Abb. 5a, b). Dies zwingt den Sonographen zur Präzision und macht den Befund für den Zuweiser bzw. den Gefäßchirurgen verständlicher. Die Dokumentation, die aufgrund der vielen Meßdaten sehr aufwendig ist, kann ökonomisch auf Videoprintern erfolgen. Bei der Komplexität der Untersuchung mit optischer und akustischer Information bietet sich aber auch die Videodokumentation an. Damit gelingt es eher, vor allem unübersichtliche Gefäßverläufe mit Kollateralenbildung reproduzierbar zu dokumentieren.

5.3 Normalbefunde

5.3.1 Duplexsonographischer Normalbefund an Brescia-Cimino-Fisteln
(Abb. 6 und 19a, b)

B-Bild

Durch die direkte Anastomosierung einer Arterie mit einer größeren Vene, wie es bei der Anlage eines Dialyseshunts geschieht, nimmt der Durchmesser der Arterie zu. Damit läßt sich bei einer Brescia-Cimino-Fistel die A. radialis im B-Bild meistens leicht darstellen. Nicht selten findet man arteriosklerotische Wandveränderungen. Wenn der Durchmesser aber nur mäßig zunimmt, was z. B. bei Diabetikern vorkommt, ist die Arterie nicht so leicht zu erkennen. Das sonographische Bild der Anastomose hängt von der chirurgisch angewandten Technik ab. Bei End-zu-Seit-Anastomosen ist die A. radialis in ihrem weiteren Verlauf gut zu verfolgen. Die Lumenweite der Anastomose selbst kann im B-Bild nicht immer exakt bestimmt werden.

Der venöse Schenkel der Fistel zieht als kräftiges Gefäß nach proximal. Die Gefäßwand stellt sich als dünne echogene Linie dar. Sehr variabel kommt es früher oder später zu Teilungen in verschieden starke Venenäste bzw. zur Kollateralenbildung. Im Querschnitt ist die arterialisierte Vene rund und bereits durch leichten Druck mit dem Transducer komprimierbar (s. Abb. 3b). Das normalerweise echofreie Lumen zeigt gelegentlich Flowphänomene ähnlich denen in der V. cava inferior. Die Mittelwerte der Durchmesser älterer, funktionsfähiger Brescia-Cimino-Fisteln werden mit $6,6 \pm 0,3$ mm bis $7,7 \pm 2,5$ mm angegeben [8, 9, 60, 76]. Während der Reifung, die mindestens 3–4 Wochen benötigt und im allgemeinen nach 3 Monaten abgeschlossen ist, nimmt der Gefäßdurchmesser zu [8, 60] (eigene Beobachtungen, in 7.3.10). – Eine Verflachung des Querschnitts nach der Dialyse wurde vereinzelt beschrieben [76].

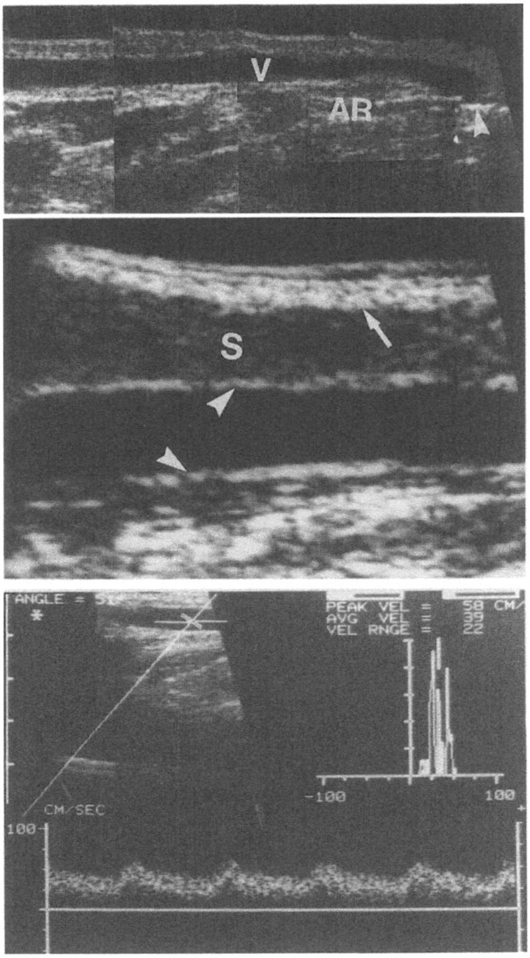

Normalbefunde

Abb. 6. a 3 Wochen alte Brescia-Cimino-Fistel eines 50jährigen Diabetikers. Durch Montage aus Einzelbildern erhält man einen übersichtlichen Eindruck, wie er während der Untersuchung kaum gelingt. Die relativ zarte A. radialis (*AR*), die End-zu-Seit-Anastomose (▸) und der erst mäßig ausgebildete venöse Schenkel (*V*) sind gut zu erkennen. **b** Teil eines Längsschnitts am venösen Schenkel einer 2 Jahre alten Brescia-Cimino-Fistel mit guter Funktion. Die Gefäßwand ist als echogene Linie (▸) zu erkennen, auch die Haut (→) und das subkutane Fettgewebe (*S*) sind differenzierbar. **c** Das Dopplerspektrum, registriert im mittleren Drittel des venösen Schenkels, zeigt pulsatilen Fluß, der während der gesamten Diastole anhält

Doppleruntersuchung

Die Anlage einer Fistel führt auch zu Veränderungen des Dopplerspektrums der Arterien am Shuntarm. Die A. radialis weist gegenüber der kontralateralen Seite einen höheren systolischen, vor allem aber hohen orthograd gerichteten Fluß während der gesamten Diastole auf, weil der periphere Widerstand durch die direkte arteriovenöse Verbindung sinkt. In der A. brachialis der betreffenden Seite wurde ein deutlich höheres Durchflußvolumen gemessen als kontralateral [56]. Bei End-zu-Seit-Anastomosen ist an der distalen A. radialis ein retrograder Fluß aus dem Hohlhandbogen nachzuweisen [13].

Im Bereich der Anastomose erzeugen die immer vorhandenen Turbulenzen ein auffallend gestörtes Dopplerspektrum mit Spektralverbreiterung und hohen Dopplerfrequenzen bis hin zum Verlust eines regelmäßig pulsatilen Mu-

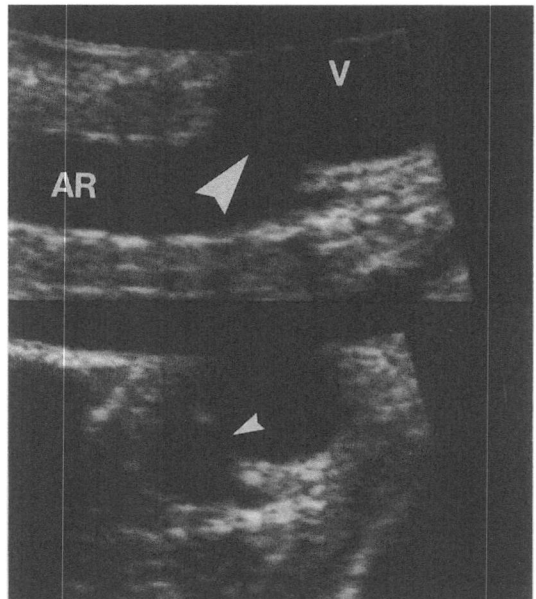
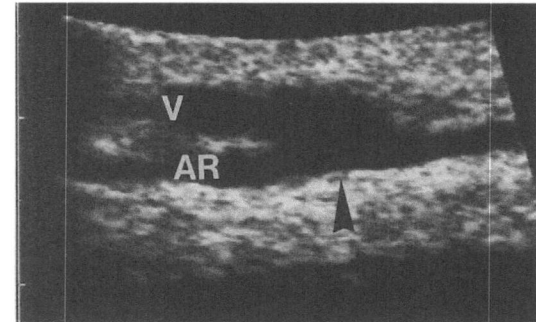

Abb. 6. d Anastomose (▸) einer 5 Jahre alten Brescia-Cimino-Fistel im Längs- (*oben*) und Querschnitt (*unten*). Die proximale A. radialis (*AR*) ist deutlich erweitert (Durchmesser 6 mm), der venöse Schenkel (*V*) liegt sehr oberflächlich und ist ebenfalls relativ weit. **e** Anastomose einer wenige Wochen alten Brescia-Cimino-Fistel bei einem Typ-I-Diabetiker. Die A. radialis (*AR*) ist nicht so weit wie in **d**, zudem dürften auch zarte Wandveränderungen vorliegen. Die End-zu-Seit-Anastomose ist gut zu erkennen (▸), der venöse Schenkel noch nicht sehr kräftig ausgebildet (*V*), die Funktion aber ausreichend

sters. Die dopplersonographische Diagnose einer Stenose direkt an der Anastomose wird dadurch sehr erschwert. Die Bestimmung der Fließgeschwindigkeit ist in diesem Bereich nicht sinnvoll, da eine Winkelmessung kaum möglich ist.

Mehrere Zentimeter nach der Anastomose – also nach proximal hin – normalisiert sich der Fistelfluß, das Dopplerspektrum nimmt eine ganz typische Form an und zeigt pulsatilen Fluß mit systolischen Spitzen und hohem orthograden Fluß während der gesamten Diastole. Mit zunehmender Entfernung von der Anastomose entwickelt das Spektrum venösen Charakter, die systolischen Spitzen nehmen ab.

Die mittleren Fließgeschwindigkeiten von reifen, normal funktionierenden Brescia-Cimino-Fisteln wurden mit $28{,}6 \pm 13{,}4$ cm/s bis $42{,}3 \pm 8{,}6$ cm/s angegeben [8, 9, 60, 76]. Allgemein wird für eine problemlose Dialyse ein Mindest-

Normalbefunde

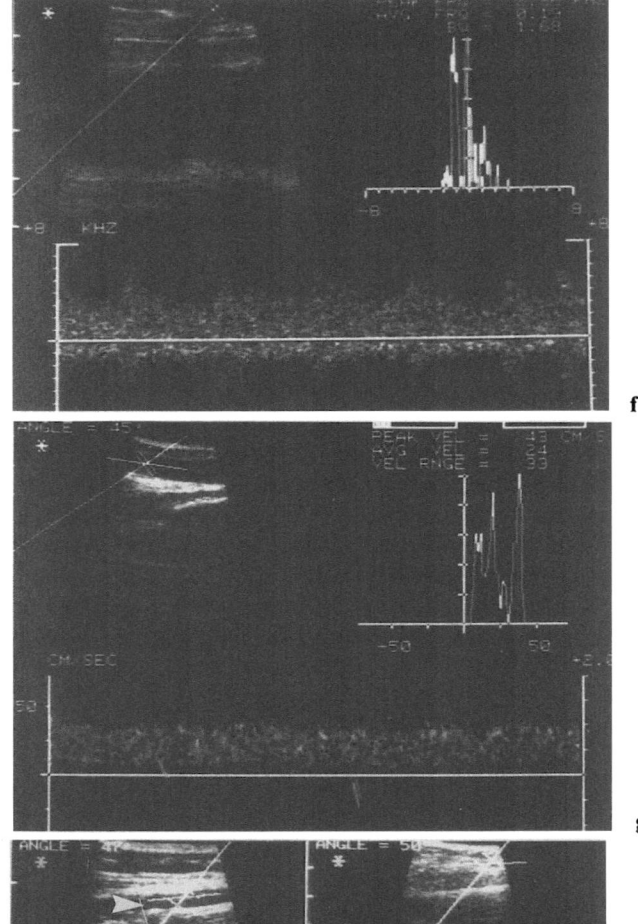

Abb. 6. f Dopplerspektrum zu **d**, registriert in der Anastomose. Spektralverbreiterung, Verschwinden des frequenzfreien Fensters, positive und negative Flußkomponenten und eine systolische Spitzenfrequenz von ca. 6 kHz sind zu erkennen. Die Fistel funktioniert gut, eine Stenose an der Anastomose liegt nicht vor. Die Beurteilung des an der Anastomose immer veränderten Dopplerspektrums ist aber schwierig und läßt eine sichere Stenosediagnostik nicht zu. **g** Dopplerspektrum zu **d**, registriert im proximalen Unterarmdrittel. Das Spektrum hat sich hier, in ausreichender Entfernung von der Anastomose, „beruhigt" und weist bereits zunehmend venösen Charakter (ohne pulsatile Spitzen) auf. Die systolische Spitzenfrequenz beträgt ca. 1,0 kHz. **h** Am Shuntarm weist das Dopplerspektrum der deutlich erweiterten A. radialis (▸) hohen diastolischen Fluß während der gesamten Diastole auf (*linke Bildhälfte*, →); am kontralateralen Arm findet man hingegen eine zarte A. radialis mit dem normalen Spektrum einer Extremitätenarterie (*rechte Bildhälfte*). Die Anordnung der Spektren oberhalb bzw. unterhalb der Nullinie ist durch Schallkopfhaltung bzw. Umschaltung bedingt

fluß von 200–300 ml/min gefordert. Die aus Gefäßquerschnitt und mittlerer Fließgeschwindigkeit mit der Duplexsonographie errechneten Durchflußvolumina von Brescia-Cimino-Fisteln schwanken nach Literaturangaben zwischen 502 und 964 ml/min [8, 42, 76], wobei eine Arbeitsgruppe offenbar auch aneurysmatisch erweiterte Fisteln mit einschloß [76].

5.3.2 Duplexsonographischer Normalbefund an Kunststoff-(PTFE)-Shunts
(Abb. 1, 7 und 19c)

B-Bild

Kunststoffshunts werden entweder schleifenförmig (loop) oder als direkte, gerade Verbindung (straight shunt) zwischen einer Arterie und einer Vene angelegt (s. 3.3 und Abb. 2). Sie sind meistens bereits gut tastbar und lassen sich kaum komprimieren. Kollateralen, die die Übersicht erschweren, fehlen. Dadurch können die Implantate sonographisch sehr einfach dargestellt werden, ihre Untersuchung fällt insgesamt leichter als die von Brescia-Cimino-Fisteln. Arterieller und venöser Schenkel sind an den Anastomosen und an der Flußrichtung einfach differenzierbar, liegen allerdings in der Ellenbeuge mitunter sehr nahe beieinander. Während der ersten 24–48 postoperativen Stunden ist die Kunststoffprothese nach Literaturangaben nicht oder nur

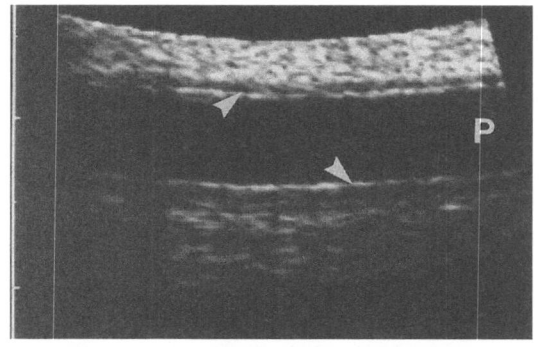

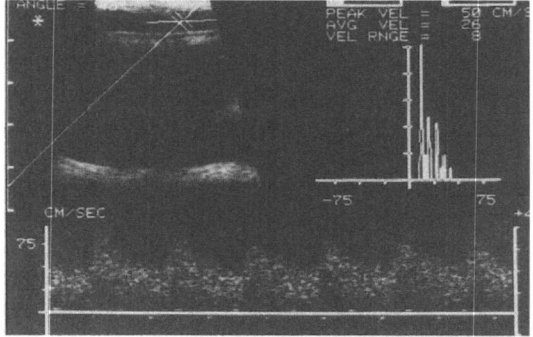

Abb. 7. a Längsschnitt einer PTFE-Prothese (*P*), deren Wand gut zu erkennen ist (▸). **b** Dopplerspektrum zu **a**. Es zeigt pulsatilen Fluß, hohe enddiastolische Fließgeschwindigkeit und eine leichte Spektralverbreiterung

Normalbefunde

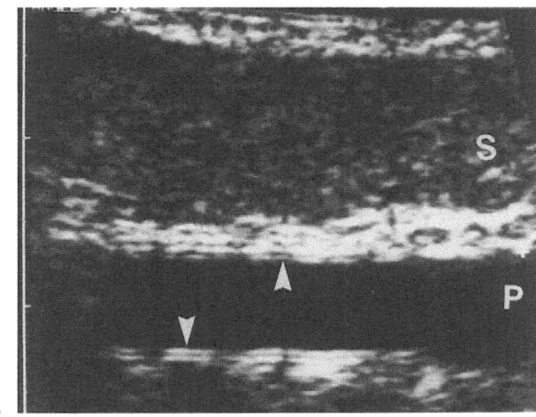

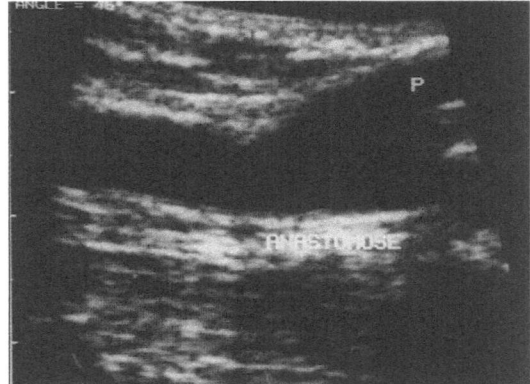

Abb. 7. c Gore-Tex-Dünnwandprothese (*P*), die am Oberschenkel angelegt werden mußte und sehr tief im subkutanen Fettgewebe (*S*) liegt (s. auch Abb. 1). Die Gefäßwand ist als zarte Doppellinie zu erkennen. (▸). **d** Längsschnitt der arteriellen Anastomose (End-zu-Seit) eines PTFE-Implantats (*P*) in der Ellenbeuge

schlecht zu untersuchen, weil sie offenbar noch Luftpartikel enthält, die erst nach einigen Tagen resorbiert werden [71].

Die arterielle Anastomose wird End-zu-Seit ausgeführt und liegt je nach Shunttyp in der Ellenbeuge oder am Unterarm. Auch bei Implantaten findet man eine Erweiterung der zuführenden Arterie, zudem zeigen sich manchmal leichte umschriebene Dilatationen unmittelbar vor der Anastomose. Die Wand der Prothese stellt sich sonographisch unserer Erfahrung nach im Gegensatz zur Brescia-Cimino-Fistel deutlicher und mit einer Doppelkontur (Doppelreflexion) dar. Das Lumen ist echofrei. Durch zahlreiche Punktionen wird vor allem die ventrale Wand unregelmäßig und wellig, die ursprüngliche Doppelkontur kann verschwinden. Der Durchmesser ist durch die Wahl des Implantats weitgehend vorgegeben. Dorsal der Kunststoffprothese wird eine leichte Schallabschwächung beschrieben, damit ist auch der Übergang zu normalen Gefäßen (Anastomosenbereich) leicht festzustellen [50, 66, 73].

Unmittelbar nach der venösen Anastomose kann das Lumen der drainierenden Vene etwas erweitert sein, andererseits stellt gerade dieser Bereich die Prädilektionsstelle einer Stenose dar.

Heterologe Prothesen weisen nach Literaturangaben eine glatte Gefäßwand auf, die wahrscheinlich durch den hohen Fluß Unregelmäßigkeiten (Zahnungen) entwickeln kann; eine dorsale Schallabschwächung fehlt [50, 73].

Doppleruntersuchung

Wie bei Brescia-Cimino-Fisteln beobachtet man in der zuführenden Arterie Veränderungen des Spektrums, wobei neben der Zunahme der systolischen Fließgeschwindigkeit vor allem wieder der hohe, orthograde Fluß während der gesamten Diastole auffällt. Im Anastomosenbereich treten Turbulenzen auf, die das Spektrum verständlicherweise verändern. Wenn sich der Blutfluß nach einigen Zentimetern wieder beruhigt, entwickelt sich auch hier ein typisches, sehr pulsatiles Spektrum mit hohem enddiastolischen Fluß, das im Verlauf der gesamten Prothese gleich bleibt. Der pulsatile Charakter ist meist deutlicher ausgeprägt als an Brescia-Cimino-Fisteln. An der venösen Anastomose kommt es selbst im Normalfall infolge von Turbulenzen vorerst wieder zu deutlichen Änderungen des Spektrums. Erst nach einigen Zentimetern, bereits in der abführenden Vene, entsteht ein typisch venöses, allerdings kräftiges Signal.

Duplexsonographische Flußmessungen an gut funktionierenden Kunststoffshunts zeigten nach eigenen Beobachtungen einen Fistelfluß von 742 ± 396 ml/min (s. 7.3.2).

5.3.3 Duplexsonographischer Normalbefund an Venentransplantaten

Autologe Venentransplantate zeigen unserer Erfahrung nach sonographisch im wesentlichen Charakteristika wie Brescia-Cimino-Fisteln, weisen allerdings eine zusätzliche Anastomose (venöser Schenkel – Vene) auf. Ohne Kenntnis der Operationstechnik ist dies mitunter schwierig festzustellen.

6 Charakteristische duplexsonographische Befunde von Shuntkomplikationen

Im folgenden werden Komplikationen an Brescia-Cimino- und Kunststoffisteln, soweit ihre Diagnose mit der Duplexsonographie möglich ist, ausführlich geschildert und ihre sonographischen Merkmale erläutert. Auf Probleme, die für einen bestimmten Shunttyp charakteristisch sind, wird jeweils verwiesen.

6.1 Hämodynamisch nicht wirksame, nichtstenosierende Wandveränderungen (Abb. 8 und 19d, e)

Jede Punktion der Fistel bedeutet letztlich eine Intimaläsion, die ihrerseits wieder zum Ausgangspunkt einer Thrombose werden kann. Dieses Risiko läßt sich nur durch eine möglichst atraumatische Punktionstechnik und eine konsequente Shuntpflege gering halten. Untersuchungen an gut funktionierenden Shunts zeigen, daß sogar stenosierende Wandveränderungen mit pathologischem Dopplerspektrum, die aber klinisch keine Symptome hervorrufen und die Dialyse in der Regel nicht beeinträchtigen, häufig vorkommen [66, 83] (eigene Beobachtung, s. Tabelle 9).

An Brescia-Cimino-Fisteln kann man im Bereich der Punktionsstellen wandständige, flache, eher echoarme Anlagerungen finden, die wohl wandständigen Thromben entsprechen. Sie können mit der Zeit auch wieder abgebaut werden. Bestehen sie jedoch länger und werden sie organisiert, so verdichtet sich das Reflexmuster; sehr helle Echos mit Schallschatten sind Hinweise auf Kalkeinlagerungen. Zu beachten ist aber, daß an derartigen Veränderungen auch frische Appositionsthromben auftreten können, die unter Umständen echofrei und damit schlecht zu erkennen sind. Die Fistel ist dann akut gefährdet. Dopplersonographisch findet man im Bereich nichtstenosierender Wandveränderungen ein normales Spektrum oder lediglich eine geringe Spektralverbreiterung (spectral broadening).

An PTFE-Shunts führen wiederholte Punktionen im gleichen Bereich zu deutlichen Wandunregelmäßigkeiten, d.h., die Doppelkontur (Doppelreflexion) der ventralen Gefäßwand wird unterbrochen und wellig. Histologische Vergleiche zeigen, daß die Punktionen Stanzdefekte im Kunststoff hervorrufen, die durch Kollagen abgedichtet werden [88]. Diese chronisch geschädigten Punktionsareale können auch Ausgangspunkt eines Aneurysma falsum sein (siehe Abb. 16d, e, und 19h). Signifikante Änderungen des Dopplerspektrums fehlen, solange Stenosen oder Thrombosen nicht auftreten.

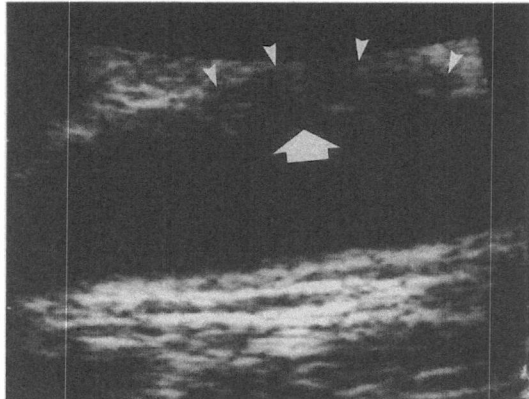
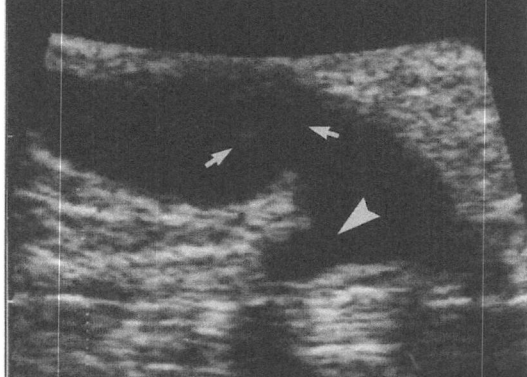
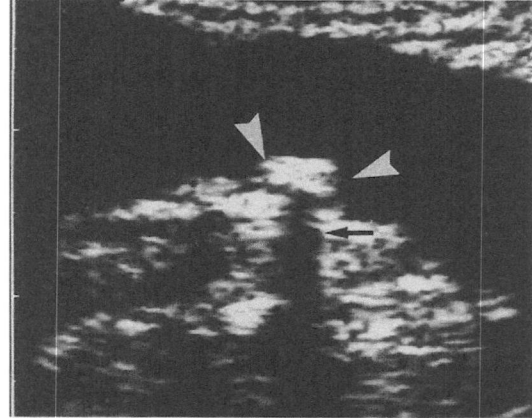
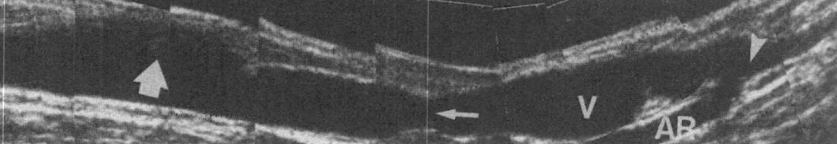

Abb. 8. a Wandständiger Thrombus (➡) im Punktionsareal, wo die Brescia-Cimino-Fistel auch etwas dilatiert erscheint (▶). **b** An einer leicht erweiterten Stelle des venösen Schenkels unmittelbar nach der Anastomose mit der A. radialis (▶) hat sich ein ca. 5 mm großer, ins Lumen ragender Thrombus, der nicht flottiert, gebildet (→). Eine Funktionsbeeinträchtigung liegt nicht vor. Der Thrombus war einige Wochen später nicht mehr nachzuweisen. **c** Zufallsbefund an einem 8 Jahre alten Brescia-Cimino-Shunt, der aneurysmatische Ausweitungen und einen ziemlich gewundenen Verlauf aufwies. An der dorsalen Gefäßwand ist eine sehr echogene Plaque (▶) mit Schallschatten (→) zu sehen (Verkalkung). Möglicherweise entstand die Veränderung nach einer Fehlpunktion (Durchstechen der dorsalen Gefäßwand). **d** Wandständige Thromben (➡) in den Punktionsarealen einer älteren Brescia-Cimino-Fistel, wo das Gefäß auch etwas erweitert ist; eine leichte Verengung (→) im venösen Schenkel (*V*), die A. radialis (*AR*) und die Anastomose (▶) sind gut zu erkennen (Montage)

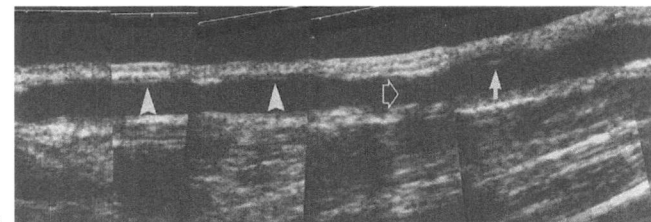

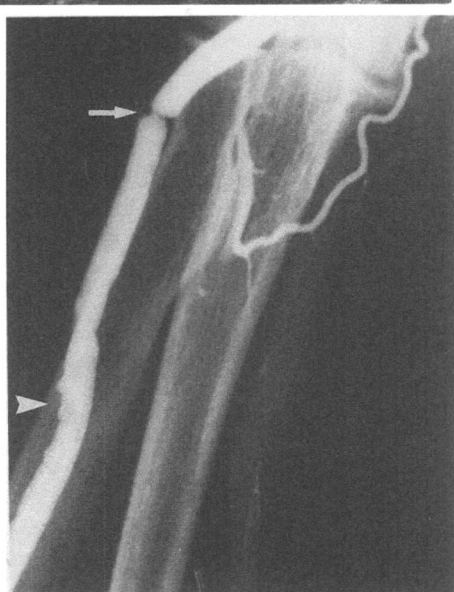

Abb. 8. e Veränderungen im venösen Teil einer 2,5 Jahre alten Kunststoffprothese (Montage, links proximal). Die normale Gefäßwand ist nur mehr abschnittsweise zu sehen (▶). In den Punktionsarealen sind sowohl eine Erweiterung (→) als auch eine leichte Verengung (⇨) der Prothese mit wandständigen Thromben ohne hämodynamische Wirksamkeit zu erkennen. **f** Nichtstenosierende Wandveränderungen in den Punktionsbereichen einer PTFE-Prothese im Angiogramm (▶), zusätzlich ist eine ca. 50%ige Stenose zu erkennen (→)

6.2 Shuntstenosen mit Funktionseinschränkung (Abb. 9–13 und 19f)

Stenosen können im gesamten Shuntverlauf kurz- oder längerstreckig, einzeln oder multipel auftreten. Als Prädilektionsstellen gelten bei Brescia-Cimino-Fisteln der unmittelbar postanastomotische Bereich des venösen Schenkels (1–5 cm) und bei PTFE-Implantaten die venöse Anastomose. Histologisch kommt es hier unmittelbar nach der Anastomose an der Vene zur Intimahyperplasie mit Fibrose und progredienter Stenosierung [13, 64, 67, 83]. Aber auch Stenosen der proximalen Oberarmvenen, der V. axillaris und V. subclavia müssen in die differentialdiagnostischen Überlegungen eingeschlossen werden, zumal Verengungen in diesen Gefäßabschnitten die Shuntfunktion ebenfalls gefährden; solche Stenosen werden häufig unterschätzt [74].

Der klinische Verdacht auf eine Stenose (Shuntinsuffizienz) besteht, wenn das benötigte Flußvolumen nicht mehr gewonnen werden kann, häufig Thromben aspiriert werden (Hinweis für langsamen Fluß), der Einlaufdruck

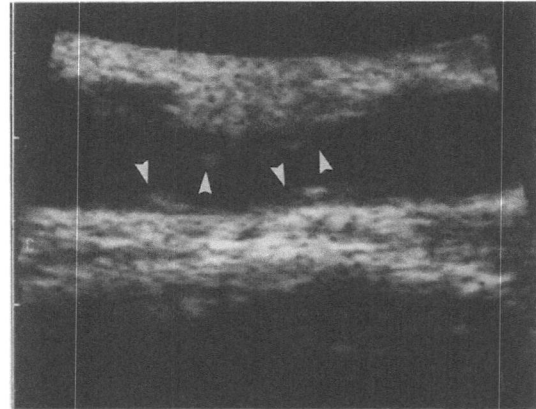

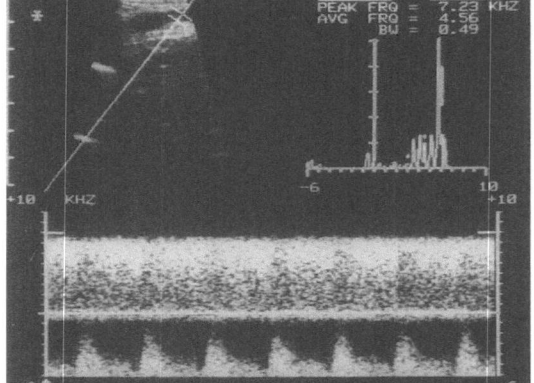

a

b

Abb. 9a–d. 2 Jahre alte Brescia-Cimino-Fistel. Die Zuweisung erfolgt, weil immer wieder Thromben aspiriert werden, wobei allerdings keine Probleme mit dem Volumen auftreten. Im B-Bild erkennt man eine kurzstrekkige Stenose durch echoarme Thromben (ca. 65%, ►) und ein relativ weites Gefäßlumen davor und danach (**a**). Das zugehörige Dopplerspektrum ist pathologisch: hohe Dopplershift (Geschwindigkeit), Verbreiterung des Frequenzspektrums und Aliasingphänomen (**b**). Die errechneten Durchflußvolumina liegen bei 800 ml/min. Die Angiographie (**c**) bestätigt den Duplexbefund der Stenose (◄), zeigt aber auch, daß sich der venöse Schenkel danach trotzdem gut kontrastiert (→). Der stenotische Bereich wurde operativ korrigiert. Die prästenotische Erweiterung bleibt aber bestehen, wie Verlaufskontrollen zeigen (**d**, ►). Für die gute Shuntfunktion spricht auch die weite A. radialis (*AR*) mit 4,7 mm Durchmesser gegenüber 2,1 mm auf der kontralateralen Seite

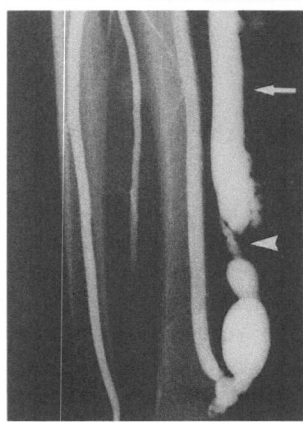

c

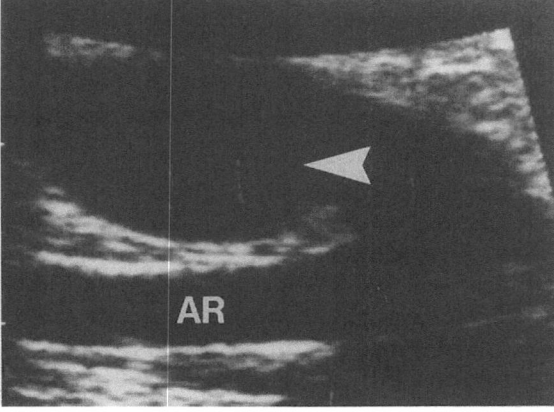

d

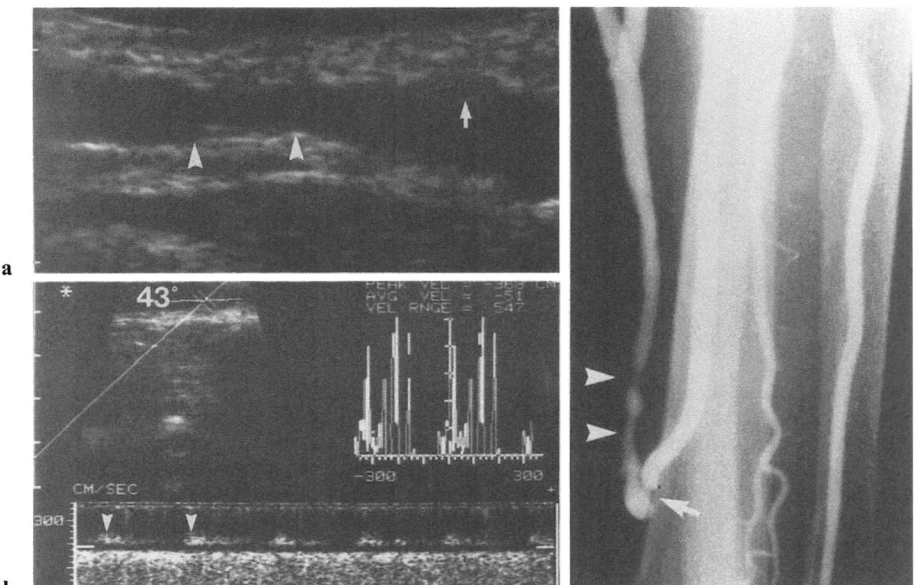

Abb. 10a–c. Ältere Brescia-Cimino-Fistel. Die Zuweisung erfolgte wegen schlechten Flusses an der Dialyse. Im B-Bild erkennt man eine längerstreckige Stenose (▶) und echoarme wandständige Thromben (→), so daß das Ausmaß der Stenosierung im B-Bild allein nicht genau abzuschätzen ist (**a**). Dopplersonographisch zeigen sich hohe Geschwindigkeiten und Aliasing, wobei dieses hier technisch umgangen wird, und die verlagerten Frequenzanteile (▶) sozusagen an die richtige Stelle gesetzt werden (**b**). Die errechneten Durchflußvolumina sind mit 250–300 ml/min grenzwertig. Angiographisch (**c**) findet man eine längerstreckige Stenose (▶), weiter auch direkt an der Anastomose eine Engstelle (→)

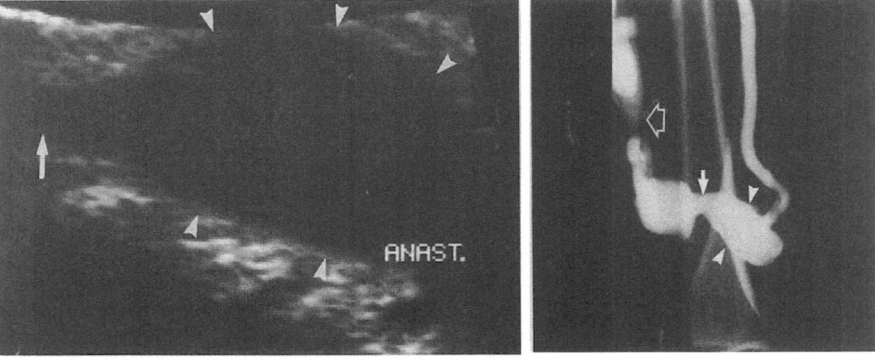

Abb. 11a, b. Diese Brescia-Cimino-Fistel wird wegen Aneurysmaverdacht zugewiesen. Das B-Bild bestätigt die Diagnose (**a**). Es zeigt unmittelbar nach der Anastomose (*Anast.*) eine entsprechende Ausweitung des venösen Schenkels (▶) und proximal davon eine kurzstreckige Verengung (→), das Dopplerspektrum ist pathologisch. Auch das Angiogramm (**b**) bestätigt die Diagnose in diesem Abschnitt. Weiter proximal ist eine neuerliche Ausweitung und eine höchstgradige Stenose (⇨) zu erkennen, die auch sonographisch befundet worden war

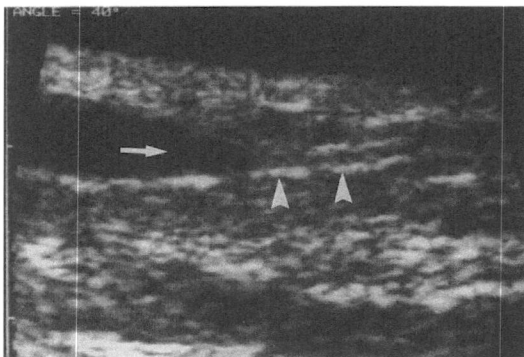 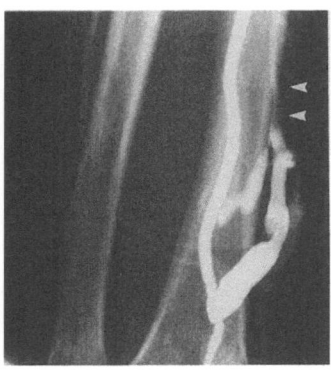

Abb. 12a, b. Diese Brescia-Cimino-Fistel wird vor der ersten Punktion untersucht, da sie sich schlecht entwickelt hat. Im B-Bild (**a**, links entspricht distal!) ist der venöse Schenkel nur knapp 10 cm nach proximal zu verfolgen, dann verjüngt sich sein Lumen progredient (→) bis zu einer offenbar filiformen Stenose (▶), die aber im B-Bild allein nicht mehr sicher beurteilt werden kann; das Dopplerspektrum ist pathologisch (nicht gezeigt). Das Angiogramm (**b**) bestätigt den Ultraschallbefund dieser Stenose (▶). Die Fistel wurde am anderen Arm neu angelegt

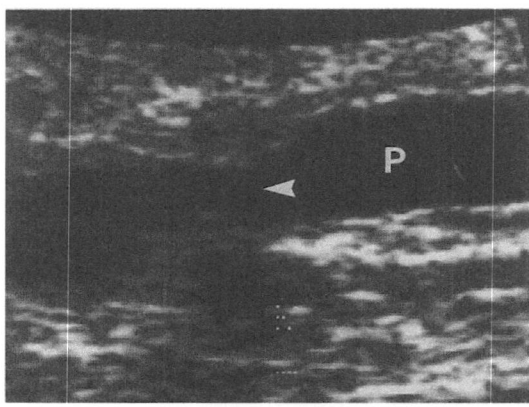
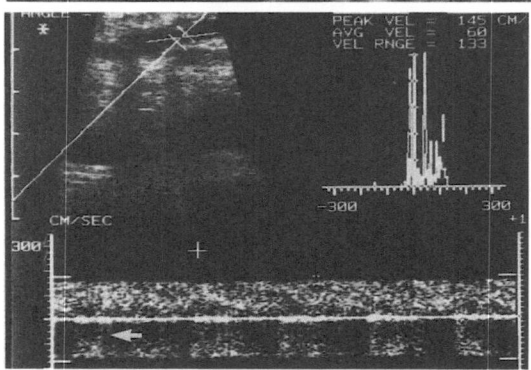

Abb. 13. a Unmittelbar nach der venösen Anastomose einer PTFE-Prothese (*P*) ist eine Stenose, die wahrscheinlich durch Intimahyperplasie der Vene entstanden ist, mit einer Lumeneinengung auf 2 mm zu erkennen (▶); **b** zeigt das zugehörige Dopplerspektrum mit Frequenz- bzw. Geschwindigkeitszunahme und Aliasing (→)

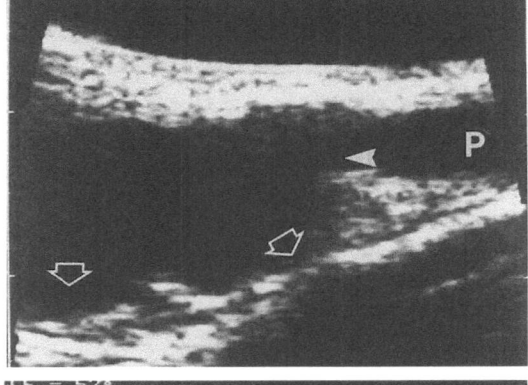
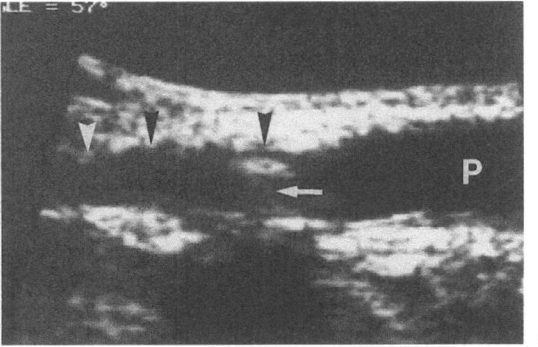

Abb. 13. c Stenose (▶) und poststenotische Dilatation der Vene (⇨) an der Anastomose zum PTFE-Implantat (*P*); das Dopplerspektrum ist ähnlich wie in **b** verändert. **d** Längerstreckige Stenose der Vene (▶) nach der Anastomose mit einer 2,5 Jahre alten PTFE-Prothese (*P*), das Dopplerspektrum ist pathologisch (ähnlich **b**), der Fistelfluß mit 250 ml/min gerade ausreichend. Das B-Bild könnte durch Artefakte (→) eine Thrombose vortäuschen, die mit der Doppleruntersuchung aber ausgeschlossen werden kann

zunimmt (Abflußbehinderung, Stenose an der venösen Anastomose), Mischblut im extrakorporalen Kreislauf zu beobachten ist, die Retentionsparameter ansteigen oder eine Dilatation der distalen Venen auftritt. Reift eine Brescia-Cimino-Fistel nicht zeitgerecht, d. h. innerhalb einiger Wochen, muß ebenfalls an eine Stenose gedacht werden. Auskultatorisch kann man über dem betroffenen Gefäßsegment mitunter ein hochfrequentes Strömungsgeräusch hören, die Fistel läßt sich schlechter tasten. Anamnese und Klinik reichen aber nicht aus, die exakte Diagnose zu stellen [81].

Im B-Bild erkennt man den stenosierten Bereich in Längs- und Querschnitten; Längsausdehnung und Reduktion des Querdurchmessers (Stenosierungsgrad) können bestimmt werden. Auch die Doppleruntersuchung ermöglicht eine Quantifizierung von Stenosen. Am Karotissystem und an peripheren Arterien gelten die Verbreiterung des Frequenzspektrums (Verschwinden des frequenzfreien Fensters), die Erhöhung der systolischen und diastolischen Maximalfrequenz (bzw. -geschwindigkeit), das Verschwinden der Rückflußkomponente (periphere Arterien), inverse Frequenzanteile und letztlich ein variables Signal mit Intensitätsminderung als Kriterien einer hämodynamisch zunehmend wirksamen Stenose und bilden die Grundlage von Quantifizierungen [36, 51, 69].

An Dialyseshunts konnte erst jüngst gezeigt werden, daß durch die Analyse des Dopplerspektrums Stenosen über 50% im Anastomosenbereich und im venösen Schenkel von Brescia-Cimino-Fisteln mit einer Treffsicherheit (accuracy) von 81% und 96% erkannt werden, bei Verengungen an Interponaten betrug sie 86%. Als sicherster Parameter erwies sich die systolische Maximalfrequenz [83] (s. 8.3).

Der hohe Druckgradient zwischen arteriellem und venösem System ohne Zwischenschaltung eines Kapillarbetts erklärt selbst bei höhergradigen Stenosen einen für die Dialyse ausreichenden Blutfluß. Erst bei Stenosen über 90% tritt offenbar eine entscheidende Verminderung des Durchflußvolumens unter 200–250 ml/min ein, wodurch Probleme während der Dialyse entstehen [66, 82] (s. 8.3).

Klinisch asymptomatische Stenosen ohne Verminderung der Durchflußvolumina werden häufig zufällig gesehen [66, 83] (eigene Beobachtung, s. Tabelle 9). Da diese Stenosen ein Thromboserisiko darstellen, wäre eine kontinuierliche Überwachung wohl wünschenswert, um Risikopatienten zu erfassen. Durch eine frühzeitige (prophylaktische) Dilatation könnten evtl. Thrombosen verhindert und damit die Lebensdauer der Fistel verlängert werden, was ja letztlich das therapeutische Ziel darstellt.

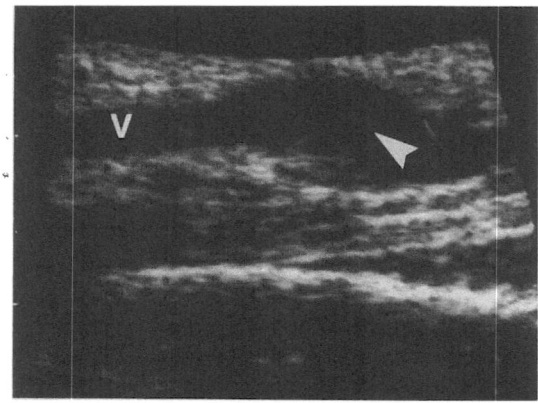

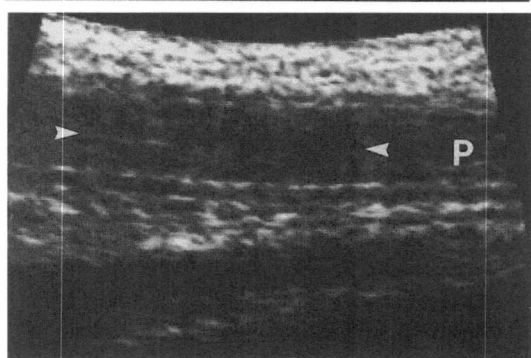

Abb. 14. a Frische Frühthrombose an einer Brescia-Cimino-Fistel unmittelbar nach der Anastomose. Der venöse Schenkel (*V*) ist nicht ganz echofrei, der sehr echoarme Thrombus reicht bis an die Anastomose (▸). Derartige Thrombosen können übersehen werden, ein fehlendes Dopplersignal sichert die Diagnose.
b Thrombose einer PTFE-Prothese (*P*). Das Gefäßlumen ist eindeutig von mäßig echogenem Material angefüllt (▸), das den Thrombus repräsentiert. Um Artefakte auszuschließen, muß aber immer gedopplert werden!

6.3 Thrombose (Abb. 14)

Vom zeitlichen Aspekt unterscheidet man zwischen frühen und späten Thrombosen. Frühe treten in den ersten Stunden postoperativ bis wenige Tage danach auf, späte können jederzeit nach Reifung der Fistel vorkommen.

Als Ursache früher Thrombosen werden in erster Linie operativ-technische Mängel angegeben, so daß für die Anlage einer Fistel die Forderung nach einem möglichst erfahrenen Chirurgen immer wieder vehement gestellt wird

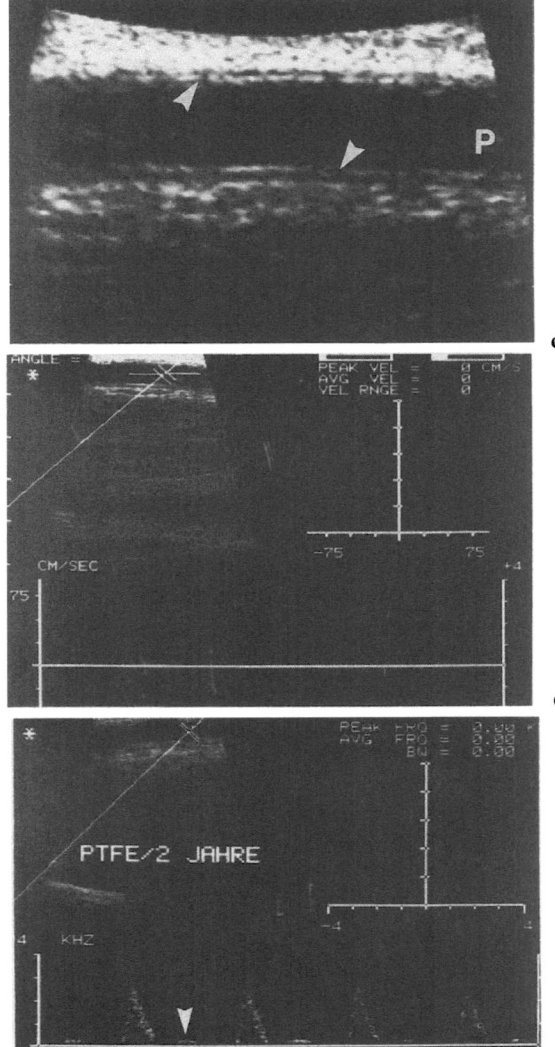

Abb. 14. c Frische Thrombose einer PTFE-Prothese (*P*). Die Wand ist gut zu erkennen (▸), auch hier ist das Lumen nicht ganz echofrei, aus dem B-Bild allein ist die Diagnose daher nicht mit absoluter Sicherheit zu stellen. **d** Das fehlende Dopplersignal in d beweist den thrombotischen Verschluß. **e** Thrombose einer PTFE-Prothese an der venösen Anastomose. Die Prothese selbst ist noch nicht völlig thrombosiert (nicht dargestellt) und weist zwar Fluß auf, das Dopplerspektrum ist aber pathologisch. Die diastolische Komponente (▸) ist viel zu niedrig und hat sogar einen negativen Anteil. Diese Konstellation spricht für eine hochgradige Beeinträchtigung der venösen Ausstrombahn. An der zuführenden Arterie weist das Spektrum dieselben Veränderungen auf

[1, 75]. Weiters gelten ein durch vorangegangene Interventionen geschädigtes Venensystem mit zarten, teilthrombosierten Venen und schlechtem Fluß, Atherosklerose (Diabetes mellitus) und insbesondere bei PTFE-Shunts ein Mißverhältnis zwischen Lumen des Gefäßes und dem des Implantats als Ursachen früher Thrombosen. Eine generalisierte Hypotension, wie sie während der Dialyse immer möglich ist, vermag frühe und späte Thrombosen zu begünstigen [1, 13, 14, 27 und Tabelle 1].

Spätthrombosen können durch die wiederholte Intimaschädigung bei Punktionen jederzeit auftreten. Stenosen im venösen Schenkel bzw. an den Anastomosen stellen durch eine Verminderung des Fistelflusses einen wesentlichen Risikofaktor für eine Thrombose dar [13, 22, 67]. Manchmal genügt auch eine zu starke Kompression der Fistel nach der Dialyse oder eine ungünstige Lagerung (z. B. während der Nacht), um eine Thrombose auszulösen. Weiters ist zu bedenken, daß bei manchen Urämikern eine Thromboseneigung vorliegt, die labormäßig schlecht faßbar ist. Der Wert einer Thromboseprophylaxe (Kumarine, Heparin, Azetylsalizylsäure) wird zwar unterschiedlich beurteilt, bei Risikopatienten aber trotzdem empfohlen [14, 27]. Ein erhöhtes Thromboserisiko für die Fistel scheint durch die Verabreichung von Erythropoietin gegeben zu sein, die Beurteilung ist derzeit aber noch unterschiedlich [5, 49, 87]. Auch Infektionen können zu einer Shuntthrombose führen. Ein Verschluß der Fistel wird des weiteren immer wieder nach erfolgreicher Nierentransplantation beobachtet [47, 88]. Anstieg des Hämatokrits, Normalisierung der Gerinnung und möglicherweise die Anatomie der Fistel dürften dafür verantwortlich sein.

Klinisch fehlen bei einer vollständigen Thrombose die typischen Pulsationen und das charakteristische Strömungsgeräusch.

Die sonographischen Kriterien der Thrombose peripherer Venen sind auch auf eine Dialysefistel übertragbar. Das Lumen ist nicht mehr echofrei und verschieden stark angeschoppt, seine Weite kann zunehmen. Der thrombosierte venöse Schenkel einer Brescia-Cimino-Fistel läßt sich durch leichten Druck mit dem Schallkopf nicht mehr komprimieren. Sehr frische Thromben können allerdings so echoarm strukturiert sein, daß sie im B-Bild nicht sicher zu erkennen sind. Das Weiterwachsen einer frischen Thrombose innerhalb weniger Stunden läßt sich gut dokumentieren, die proximale Ausdehnung im Gegensatz zur Angiographie feststellen. Nach stenotischen Gefäßabschnitten, die ja als wesentlicher Risikofaktor einer Thrombose gelten, muß gezielt gesucht werden.

Dopplersonographisch fehlt im thrombosierten Gefäßabschnitt das Strömungssignal. Weiterhin ändert sich in der zuführenden Arterie der Fluß, d. h. man findet im Dopplerspektrum anstelle des hohen enddiastolischen Flusses eine nur geringe bzw. negative Flußkomponente wie an einer normalen Extremitätenarterie, weil der periphere Widerstand mit Verschluß der Fistel sofort steigt. Die Diagnose einer Shuntthrombose ist duplexsonographisch, wenn also B-Bild und Doppler gemeinsam verwendet werden, sicher möglich, so daß die Patienten direkt zur Operation bzw. lokalen Lysetherapie überwiesen werden können.

6.4 Aneurysma und Pseudoaneurysma (Aneurysma verum und falsum)
(Abb. 15, 16 und 19 g–h)

Ein Aneurysma verum kommt in der Regel nur bei Brescia-Cimino-Fisteln vor. Es entsteht als Folge einer Schwächung der Venenwand nach wiederholten Punktionen im selben Areal, möglicherweise auch durch den abrupten Übergang des arteriellen Hochdrucksystems in das venöse Niederdrucksystem mit daraus resultierenden Turbulenzen. Als Folge dieser Turbulenzen und des langsamen Blutflusses bilden sich manchmal wandständige Thromben, die sich lösen und nach proximal verschleppt werden können, wo sie unter Umständen eine Thrombose verursachen. Die Ruptur solcher Aneurysmen ist selten. Wiederholte Thrombosen, die Entwicklung eines zu hohen Shuntvolumens, Punktionsprobleme (keine günstige Punktionsstelle mehr vorhanden), aber auch kosmetische Erwägungen stellen eine Indikation zur Operation dar.

Das Pseudoaneurysma (falsches Aneurysma, Aneurysma falsum) findet man in der Nähe von Naht- und Punktionsstellen. Es entsteht, wenn sich durch

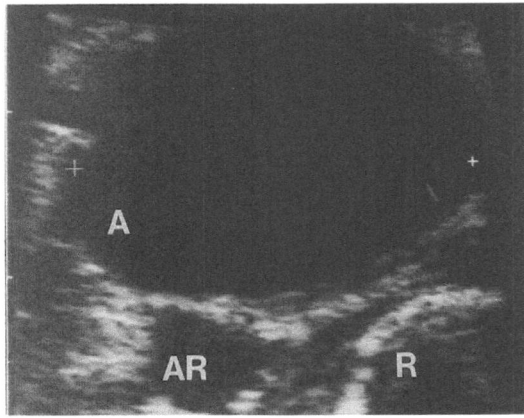
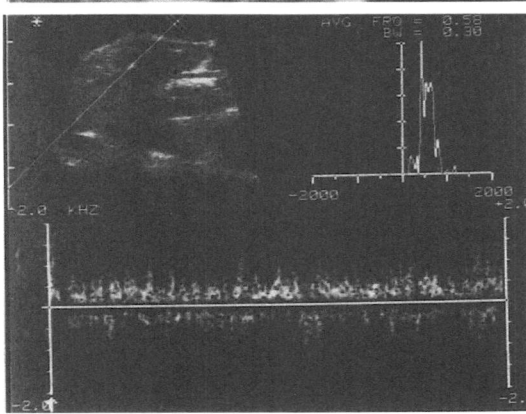

Abb. 15. a, b Aneurysma verum bei einer 13 Jahre alten Brescia-Cimino-Fistel. Das Lumen ist im Querschnitt (a) auf 2,2 cm angewachsen (*A*, zwischen + +), dorsal der Fistel erkennt man die A. radialis (*AR*) und den Radius (*R*). Das Durchflußvolumen wird mit 1350 ml/min berechnet und trägt bei präexistenter Herzerkrankung zu einer Herzinsuffizienz bei, die sich nach Ligatur der Fistel bessert. Das Dopplerspektrum in **b** gibt Hinweise auf eher langsamen, turbulenten Fluß (Vorwärts-, Rückwärtsflußkomponente). Flußmessungen sind in solchen Abschnitten wegen Turbulenzen problematisch, alternativ kann der Fluß an der zuführenden Arterie bestimmt werden

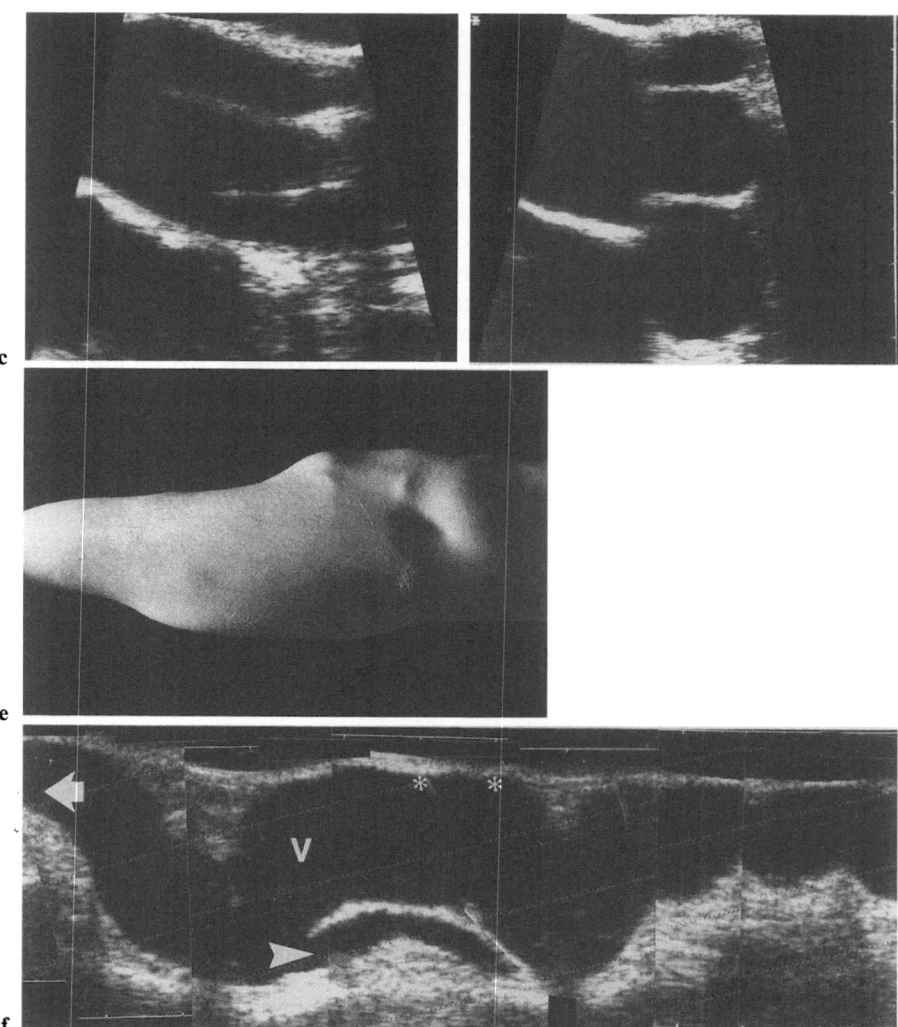

Abb. 15. c–e Aneurysma verum eines mehrere Jahre alten autologen Veneninterponats, das nach erfolgreicher Transplantation reseziert wurde. Im Längs- (**c**) und Querschnitt (**d**) ist die ausgeprägte Mäandrierung der Fistel zu ersehen, die eine übersichtliche Darstellung erschwert. In solchen Fällen ist es sonographisch schwierig, den Verlauf einer Fistel gut zu verfolgen. Auch die Bestimmung des Winkels zwischen Gefäßlängsachse und Dopplerschallstrahl kann mitunter problematisch sein, so daß Volumenbestimmungen besser an der zuführenden Arterie durchgeführt werden. **e** zeigt den durch das Aneurysma grotesk aussehenden Arm. **f** Aneurysmatisch ausgeweiteter und gewunden verlaufender venöser Schenkel (*V*) einer älteren Brescia-Cimino-Fistel mit einem kräftigen Kollateralgefäß (▸), das Durchflußvolumen ist hoch. Proximal verjüngt sich das Lumen wieder (➡). Erst eine Montage veranschaulicht das Ausmaß der Veränderungen; Abstand zwischen ∗ ∗: 1 cm

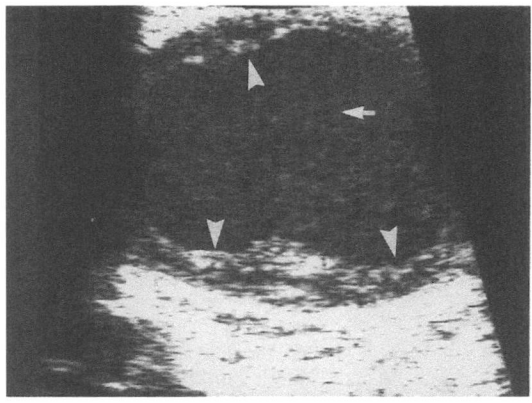

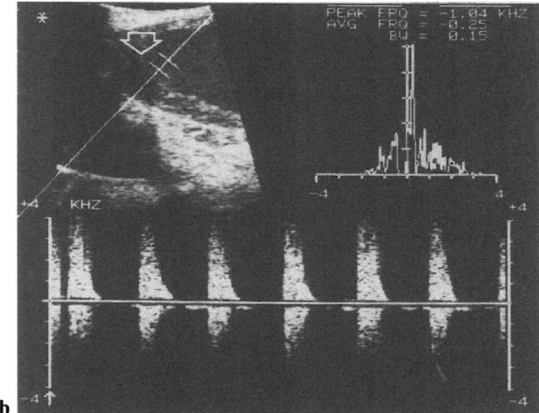

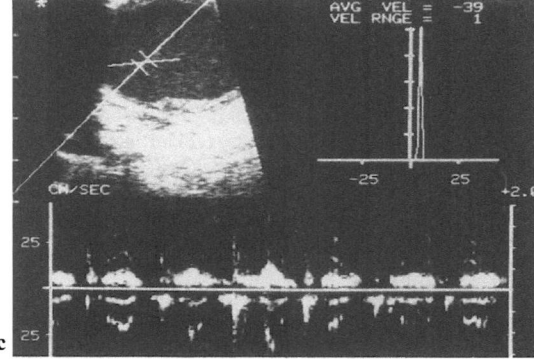

Abb. 16. a–c Aneurysma falsum: An einer PTFE-Prothese mit guter Funktion am Oberschenkel tritt im Punktionsareal eine pulsierende Raumforderung auf, die rasch größer wird. Im B-Bild (**a**) ist diese Raumforderung mit einer relativ dicken Wand zu erkennen (▸), die durch wandständige Thromben entstanden ist. Zentral sind feine, oszillierende Echos nachzuweisen (→). Dies allein ist bereits dringend auf ein Aneurysma verdächtig. Das Dopplerspektrum ist pathologisch. In unmittelbarer Nähe des Implantats, an der Verbindung zum Aneurysma (⇨), erkennt man als Ausdruck des eher jetförmigen Bluteinstroms Frequenzerhöhung, negative Anteile und Verlust des frequenzfreien Fensters (**b**); zentral im Aneurysma findet man pulssynchrone, komplex veränderte Signale, auch wohl Artefakte (**c**). Die Diagnose ist damit bewiesen. Das Aneurysma entstand, weil nach Dekanülierung zu kurz komprimiert wurde; eine operative Sanierung war nötig

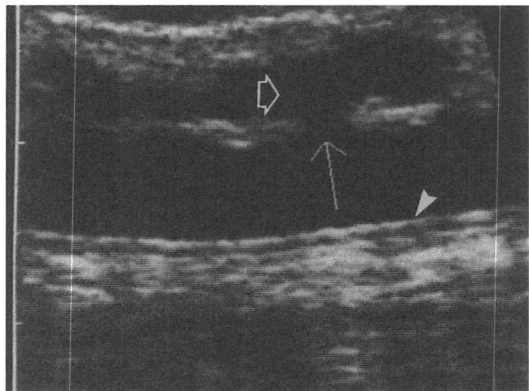
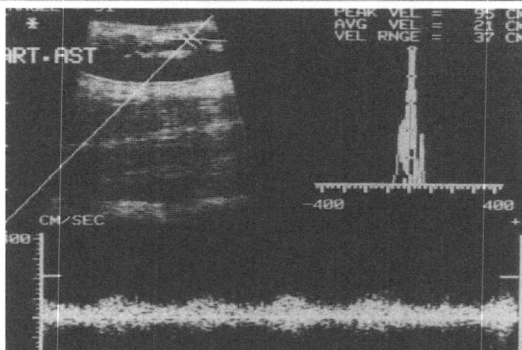
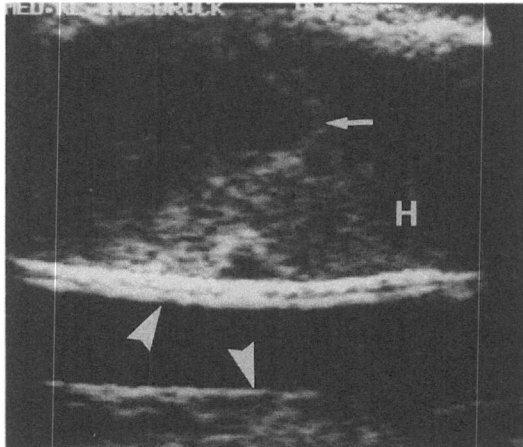

Abb. 16. d, e Aneurysma falsum. Die Zuweisung erfolgt wegen schlechten Flusses und einer leichten, pulsierenden Schwellung im Punktionsbereich. Im Längsschnitt der PTFE-Prothese sieht man die normale dorsale Gefäßwand (▸), ventral aber einen Wanddefekt, der wahrscheinlich durch Punktionen entstanden ist (→). Ein zweites, parallel verlaufendes Lumen ist wie ein Bypass ventral der Prothese zu erkennen (⇨) und steht mit ihr in Zusammenhang. Dies zeigt bereits das B-Bild (**d**), die Diagnose wird durch das Dopplerspektrum gesichert (**e**). Es weist pulssynchronen, turbulenten Fluß auf, die systolischen Spitzengeschwindigkeiten liegen bei 100 cm/s. Das Durchflußvolumen an der ursprünglichen Fistel ist normal. Bei der Dialyse wurde der „Bypass" punktiert, was den niederen Fluß erklärt. Durch Wechseln der Punktionsstelle konnte das Problem gelöst werden. **f** DD von umschriebenen Schwellungen im Fistelbereich. Direkt einer PTFE-Prothese anliegend, deren Wand deutlich zu erkennen ist (▸), zeigt sich eine mäßig echogene Raumforderung (*H*) mit kleineren echofreien Bezirken (→). Die ventrale Gefäßwand ist durch Schallverstärkung deutlich überstrahlt. Der Befund entspricht einem weitgehend thrombosierten Hämatom, das durch unzureichende Kompression nach Dekanülierung entstand und operativ entfernt wurde

Lecks (Nahtdehiszenz, schlechte Punktionstechnik, ungenügende Kompression nach Dekanülierung) kleinere Hämatome bilden, die sich im Lauf der Zeit abkapseln und eine bindegewebige Wand entwickeln. Falsche Aneurysmen treten bei PTFE-Implantaten häufiger auf [13, 27, 67].

Wahre Aneurysmen pulsieren in allen Richtungen, lassen sich wegdrücken und können den Shunt bzw. den Shuntarm je nach ihrer Weite und Längsausdehnung grotesk verunstalten. Pseudoaneurysmen imponieren meist als Raumforderungen mit „Pulsationen", die durch das unmittelbar benachbarte Gefäß mitgeteilt werden [45]. Ihre Konsistenz hängt vom Thrombosierungsgrad ab. Inwieweit sie mit dem Gefäß tatsächlich zusammenhängen, läßt sich aber vom Aspekt und vom Tastbefund allein nicht sicher feststellen.

Die Duplexsonographie zeigt bei einem Aneurysma verum die Ausweitung der arterialisierten Vene im Längs- und Querdurchmesser. Bei besonders gewunden verlaufenden aneurysmatischen Fisteln geht im B-Bild aber die Übersicht aufgrund des kleinen Bildausschnitts verloren. Wandständige Thromben, auch mit Kalkeinlagerungen, kommen vor. Das Dopplerspektrum ist deutlich gestört, teilweise noch pulsatil, mit Hinweisen auf turbulenten, auch retrograden und unter Umständen verlangsamten Fluß. Zu achten ist immer auf stenotische Bezirke proximal eines Aneurysmas (s. auch Abb. 11).

Im Falle eines Pseudoaneurysmas findet man verschieden große Raumforderungen, die mit dem Gefäß zusammenhängen. Abhängig vom Thrombosierungsgrad ist ihr Lumen von mehr oder weniger Echos ausgefüllt, die oszillieren, solange das Aneurysma nicht vollständig thrombosiert ist. Auch beim Pseudoaneurysma ist das Dopplerspektrum enorm verändert, zeigt aber keine Signale mehr, wenn es zu einer vollständigen Thrombose gekommen ist.

Die Differentialdiagnose einer echofreien bzw. variabel echogenen Raumforderung (ohne nachweisbaren Fluß) in Gefäßnähe umfaßt auch ein Hämatom, Serom oder einen Abszeß (Abb. 16f und 19i). Das Strukturmuster allein läßt die eindeutige Diagnose nicht zu. Nicht so sehr das Ultraschallbild, als die Klinik und eventuell eine gezielte Aspirationsbiopsie aus derartigen Arealen sind daher in dieser Situation für die Diagnose richtungsweisend.

6.5 Diffuse Schwellung des Shuntarmes (Abb. 17)

Schmerzen und eine diffuse Schwellung an der operierten Extremität sind postoperativ häufig und klingen in der Regel nach einigen Tagen, spätestens einer Woche ab. Nach Implantation einer PTFE-Prothese, besonders wenn die venöse Anastomose weit proximal liegt, kann eine solche Schwellung auch über mehrere Wochen bestehen. Die Ursache liegt meist in einer venösen Stauung bzw. Abflußbehinderung durch den vermehrten venösen Einstrom oder in einer serösen Diffusion aus der Prothese [1, 14]. Eine entzündliche Schwellung mit Hautrötung und Überwärmung ist davon abzugrenzen.

Duplexsonographisch muß in erster Linie immer die Integrität der Fistel mit ausreichendem Fluß nachgewiesen werden. Auch die proximalen Venen

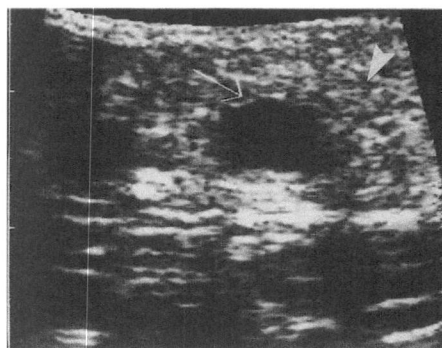 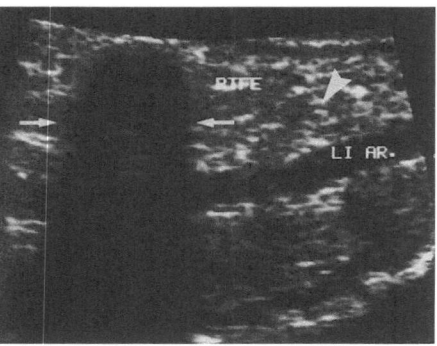

Abb. 17. a Postoperative Schwellung. 10 Tage nach Anlage einer PTFE-Prothese liegt noch immer eine diffuse Schwellung des Armes vor. Das Implantat ist im Querschnitt (→) zu sehen; die Anastomosen und das Durchflußvolumen sind normal. Das Echomuster des umgebenden subkutanen Fettgewebes (▶) ist unspezifisch verdichtet und vergröbert. **b** Auch hier stellt eine diffuse Schwellung den Zuweisungsgrund dar, allerdings liegen Entzündungszeichen vor (Rötung, Überwärmung). Die Integrität der Fistel kann nachgewiesen werden. Im B-Bild erkennt man eine unspezifische Vergröberung des Echomusters des subkutanen Fettgewebes (▶). Die PTFE-Prothese ist im Apexbereich quer getroffen, hier sind Schallabschwächung und Tangentialphänomen deutlich zu sehen (→). Die A. radialis ist längs angeschnitten (*li. AR*). Das Bild des subkutanen Fettgewebes normalisiert sich durch eine antibiotische Therapie (s. Abb. 1 und Abb. 6 b).

am Oberarm, die V. axillaris und die V. subclavia, müssen auf ihre Durchgängigkeit geprüft werden. Das B-Bild kann bei diffusen Schwellungen eine Dickenzunahme des subkutanen Fettgewebes mit Strukturauflockerung oder homogener Verdichtung zeigen, ist aber unspezifisch.

6.6 Stealsyndrom

Die periphere Ischämie als Folge arterieller Insuffizienz an der shunttragenden Extremität stellt ein seltenes Ereignis dar, weil die Versorgung der Hand und der Finger normalerweise durch den Arcus palmaris superficialis und profundus ausreichend gesichert ist. Ein Stealsyndrom läßt sich offenbar bei vielen Brescia-Cimino-Fisteln zwar nachweisen, Symptome einer peripheren arteriellen Durchblutungsstörung treten hingegen selten auf und können auch durch Vasospasmen hervorgerufen sein [19].

Der retrograde Fluß in der distalen A. radialis bei End-zu-Seit-Anastomosen von Brescia-Cimino-Fisteln läßt sich duplexsonographisch und mit der farbkodierten Duplexsonographie gut zeigen (s. Abb. 19 b). Umgekehrt gilt ein antegrader Fluß in der distalen A. radialis als Hinweis auf eine Obstruktion an der Anastomose oder im venösen Schenkel. Ein Stealsyndrom kann sich z. B. entwickeln, wenn die Anastomose zu weit und der venöse Abfluß sehr gut ist. Auch eine arterielle Stenose (Thrombose) proximal der Anastomose kann durch vermehrten Zustrom aus dem Hohlhandbogen zu Ischämiesymptomen führen. Proximal gelegene Anastomosen stellen einen prädisponierenden Faktor dar, ebenso Seit-zu-Seit-Anastomosen [12-14]. Bei PTFE-Prothesen ist das Stealsyndrom offenbar selten, Teilthrombosen der A. radialis oder ulnaris vermögen aber auch hier eine periphere Ischämie hervorzurufen [13, 14].

Duplexsonographische Befunde wurden in diesem Zusammenhang nur vereinzelt beschrieben [59]. Im eigenen Patientengut fiel ein Patient (Diabetiker) mit einem symptomatischen Stealsyndrom besonders auf, weil bereits mehrere Finger amputiert werden mußten. Der Fluß in der Brescia-Cimino-Fistel (End-zu-Seit-Anastomose) war mit ca. 400 ml immer ausreichend. Die A. radialis stellte sich im B-Bild als sehr zartes Gefäß mit Wandveränderungen dar. Das Dopplerspektrum des proximalen Teils war im Sinne einer Stenose hochgradig verändert, der distale Teil wies retrograden Fluß auf. Das Beispiel zeigt, wie wichtig bei Risikopatienten eine sorgfältige präoperative Abklärung ist.

6.7 Herzinsuffizienz durch zu hohes Shuntvolumen

Ein arteriovenöser Shunt kann durch die kompensatorische Erhöhung des Herzminutenvolumens (HMV) zur Herzinsuffizienz führen. So wird eine Zunahme des HMV um 10% bei Fisteln an der oberen Extremität beschrieben, andererseits wurde gezeigt, daß der Anteil des Fistelflusses in Ruhe bis zu 28% des HMV betragen kann [13, 16]. Glücklicherweise ist die Entwicklung einer Herzinsuffizienz durch Anlage eines Dialyseshunts jedoch selten. Sie tritt – wenn überhaupt – vor allem bei präexistenter Herzerkrankung (KHK, Hypertonie) und älteren Patienten auf. Voraussetzung ist des weiteren ein hoher Fistelfluß, wie er grundsätzlich bei zu weiten Anastomosen und älteren Fisteln möglich ist, wenn sich Arterie und Vene mit der Zeit erweitern. Allgemein werden die Durchflußvolumina von Dialyseshunts mit 300-1000 ml/min angegeben und diese Werte als normal eingestuft. Shunts mit hohen Volumina, die nachweislich eine Herzinsuffizienz auslösen, müssen chirurgisch revidiert werden [1, 13, 16, 27, 46].

Die Duplexsonographie vermag bei entsprechenden Symptomen mit dem Nachweis eines hohen Fistelflusses, der durch mehrere Messungen an verschiedenen Stellen des Shunts gesichert ist, einen wichtigen diagnostischen Beitrag zu liefern, wie Untersuchungen von Seitz zeigten [76]. Bei 5 Patienten mit manifester Herzinsuffizienz konnte duplexsonographisch ein Fistelfluß von mehr als 2 l/min ermittelt werden, der teilweise oder ausschließlich zur kardialen Dekompensation geführt hatte.

7 Eigene Ergebnisse

Die Duplexsonographie steht an der Universitätsklinik für Innere Medizin in Innsbruck seit August 1986 zur Verfügung. Die Beurteilung von Dialyseshunts zählte von Anfang an zu den wichtigsten Anwendungsbereichen der Methode. Wenn auch die grundsätzlichen Möglichkeiten der Duplexsonographie an Hämodialyseshunts bereits bekannt waren [4, 8, 86], so fehlten doch – zumindest 1986 – genauere Berichte hinsichtlich der speziellen Untersuchungstechnik, so daß ein Großteil der nun vorliegenden Erfahrungen in unserem Haus erarbeitet wurde. Auch eine kritische Beurteilung der Wertigkeit der Methode an einer größeren Patientenzahl lag 1986 noch nicht vor.

7.1 Patientendaten und Methoden

In der hier vorliegenden Zusammenstellung wurden 319 Ultraschall-Duplexbefunde von 142 Patienten retrospektiv ausgewertet. Alle Untersuchungen erfolgten zwischen August 1986 und August 1990 und wurden von 2 Ärzten, die sich mit der Problematik besonders befaßten, nach den in 5.2 beschriebenen Richtlinien durchgeführt. Die Patienten kamen zum Großteil aus der Abteilung für klinische Nephrologie der Universitätsklinik für Innere Medizin. Eine lückenlose Erfassung aller Patienten, die im beschriebenen Zeitraum an der Dialyse behandelt wurden, gelang aus organisatorischen Gründen nicht. Alters- und Geschlechtsverteilung der untersuchten Patienten und ihre Grundkrankheit sind in Tabelle 4 angegeben.

Tabelle 5 zeigt Anzahl und Typ der untersuchten Fisteln. Manche Patienten trugen im Verlauf der Dialysetherapie verschiedene Fisteltypen und wurden auch wiederholt untersucht. In der Regel wird bei uns zuerst die Anlage einer Brescia-Cimino-Fistel am nichtdominanten Arm mit einer End-zu-Seit-Anastomose angestrebt. Diese kann – wenn nötig – modifiziert werden. Kunststoffshunts aus Polytetrafluoräthylen (PTFE) bleiben Patienten mit schlechter Venensituation vorbehalten. Nur 4 Untersuchungen erfolgten an autologen Veneninterponaten.

Eine arteriovenöse Anastomose an der unteren Extremität wird auch bei uns nur ausnahmsweise angelegt. Daher entfielen nur 7 Untersuchungen auf solche Shunts. Die älteste Brescia-Cimino-Fistel war zum Zeitpunkt der ersten Zuweisung 11 Jahre in Gebrauch, die älteste Kunststoffprothese 5 Jahre. Patienten mit einer Brescia-Cimino-Fistel waren durchschnittlich jünger als solche mit einem PTFE-Shunt ($44,1 \pm 15,7$ vs. $54,1 \pm 15,7$ Jahre, $p<0,001$). Das

Tabelle 4. Patientendaten (Alter zum Untersuchungszeitpunkt, Grundkrankheit)

	Alle	Frauen	Männer
Alter (Jahre, $\bar{x} \pm SD$)	46,8 ± 16,5 (13,0 – 75,9)	45,5 ± 17,3 (15,0 – 73,7)	48,1 ± 15,6 (13,0 – 75,9)
Grundkrankheit			
Chronische Glomerulonephritis (und Nierenbeteiligung bei Systemerkrankungen)	49	17	32
Diabetische Nephropathie	29	12	17
Grundkrankheit unbekannt	21	14	7
Polyzystische Nierendegeneration	13	8	5
Chronische Pyelonephritis	9	7	2
Interstitielle Nephritis	6	5	1
Obstruktive Nephropathie	6	1	5
Nephrosklerose	4	–	4
Malignom	3	1	2
Gichtniere	1	–	1
Schockniere (irreversibel)	1	1	–
Gesamt	142	66	76

Tabelle 5. Zahl und Typ der untersuchten Fisteln

Untersuchte Fisteln	319
Brescia-Cimino-Fisteln	
Alle	224
Davon mit autologem Veneninterponat	7
mit Kunststoffinterponat	2
Kunststoffshunts	91
Autologe Veneninterponate	4

Durchschnittsalter von Trägern autologer Veneninterponate betrug 19,0 ± 4,2 Jahre.

Die Untersuchungen wurden an Geräten der Firma Diasonics (Milpitas, CA) durchgeführt; anfangs handelte es sich um den Scanner DRF 400, ab 1988 um das Nachfolgemodell SPA 1000. Zur Untersuchung der Dialyseshunts wurden sog. Small-parts-Schallköpfe verwendet, die über eine integrierte Vorlaufstrecke und ein gepulstes Dopplersystem verfügen. Die B-Bild-Frequenz beträgt bei diesen mechanischen Transducern 7,5 bzw. 10,0 MHz, die des gepulsten Dopplersystems 3,0 bzw. 4,5 MHz. Eine zusätzliche Vorlaufstrecke zur Untersuchung der oberflächlich gelegenen Gefäße ist damit nicht nötig, die Gefahr einer nicht beabsichtigten Kompression bleibt gering. Die hohe Frequenz des B-Bildes garantiert ein gutes Auflösungsvermögen, der schwenkbare Dopplerschallstrahl ermöglicht es, bei quantitativen Bestimmungen den Winkel optimal zu wählen.

Bei Messungen wurde grundsätzlich für jeden Parameter – maximale systolische und enddiastolische Fließgeschwindigkeit (V_{maxs}, V_{maxd}) bzw. Dopplershift, time average velocity (TAV), Durchmesser, Durchflußvolumen, Pourcelot-Index – aus 4–6 Einzelmessungen ein Mittelwert gebildet. Die statistischen Auswertungen erfolgten mit dem Student-t-Test für unverbundene und paarige Stichproben. Die rechnerische Dokumentation erfolgte weitgehend auf einem Videoprinter, die Bilddokumentation mit einer Multiformatkamera bzw. einem Videosystem.

Die Ultraschalldiagnosen wurden anhand der Kriterien erstellt, wie sie in Abschn. 5.3 und Kap. 6 beschrieben sind. Die Praxis zeigte, daß eine Einteilung der Diagnosen in 8 Gruppen sinnvoll war. Wenn eine Fistel mehrere Veränderungen gleichzeitig aufwies, so wurde die nach klinischem Verlauf und für das weitere Prozedere wichtigste als Hauptdiagnose angeführt und diese bei der Auswertung weiter verwendet.

Diagnosegruppen

1. Normaler Shunt: Diese Diagnose wurde gestellt, wenn die arteriovenöse Fistel inklusive der zuführenden Arterie(n) und der drainierenden Vene(n) morphologisch keine pathologischen Veränderungen aufwies und auch die Dopplleruntersuchung unauffällig war. Das Durchflußvolumen mußte dabei über 200–250 ml/min liegen.

2. Shuntfunktion normal, morphologische Einschränkungen: Häufig fanden wir Veränderungen, die zwar die Funktion des Gefäßzuganges nicht oder nur unwesentlich beeinträchtigten, aber doch nicht als völlig normal bzw. unbedenklich einzustufen waren (s. auch Tabelle 9). In diese Gruppe fielen Fisteln mit z. B. kleinen Aneurysmen, nichtstenosierenden Wandveränderungen in den Punktionsarealen, leichten Dilatationen im Bereich der Anastomosen, Hämatomen, Lymphödemen, postoperativen Schwellungen und Wandveränderungen an den zuführenden Arterien. Aber auch Shunts mit zufällig entdeckten stenotischen Gefäßabschnitten, die nicht zu einem Abfall des Durchflußvolumens unter die kritische Grenze führten, wurden in diese Gruppe übernommen. Das entscheidende Diagnosekriterium bei derartigen Veränderungen war immer ein Durchflußvolumen über 200–250 ml/min. Diese Befunde wurden in der Regel vor weiteren Maßnahmen kontrolliert.

3. Ungenügende Shuntentwicklung: Wenn die Fistel bei der Untersuchung vor der ersten Punktion morphologisch noch nicht kräftig genug entwickelt war und das Durchflußvolumen unter 200–250 ml/min lag, wurde diese Diagnose gestellt.

4. Shuntstenose mit Funktionseinschränkung (funktionell wirksame Stenose): Neben dem Nachweis eines stenosierten Gefäßabschnittes in 2 Ebenen im B-Bild und einem pathologischen Dopplerspektrum an der Stenose war vor allem ein Durchflußvolumen unter 200–250 ml/min das für diese Diagnose entscheidende Kriterium (s. 6.2).

5. Vollständige Thrombose: Anschoppung des Gefäßlumens durch verschieden echogene Strukturen und ein fehlendes Dopplersignal galten als wesentliche Kriterien der Thrombose (s. 6.3).

6. Teilthrombose: Diese Beurteilung wurde gewählt, wenn nur Teile einer Fistel, z. B. große Kollateralgefäße bei Brescia-Cimino-Shunts oder Abschnitte der venösen Ausstrombahn bei Kunststoffimplantaten, thrombosiert waren und eine Funktionsbeeinträchtigung vorlag.

7. Aneurysma verum: Starke, sichtbare Ausweitungen der arterialisierten Vene, nachweisbar in Längs- und Querschnitten, galten als Kriterien eines Aneurysma verum. Funktionelle (kaum mehr Punktionsareale vorhanden) oder kosmetische Beeinträchtigungen mußten vorliegen (s. 6.4).

8. Aneurysma falsum: Raumforderungen, bei denen im B-Bild und vor allem durch das Dopplerspektrum ein Zusammenhang mit dem Gefäßlumen nachzuweisen war, wurden als Aneurysma falsum klassifiziert und in diese Gruppe übernommen, wenn sie durch ihre Größe Probleme machten (s. 6.4).

Bei 50 Duplexuntersuchungen ermöglichten 25 Angiographien und die Operationsberichte von 38 Eingriffen einen direkten Methodenvergleich. Die Angiographien wurden am Institut für Radiodiagnostik der Universität Innsbruck (Vorst.: Univ.-Prof. Dr. E. Pirker) durch direkte Punktion der A. brachialis durchgeführt.

Alle operativen Eingriffe erfolgten an der Abteilung für Gefäßchirurgie (Leiter: Univ.-Prof. Dr. G. Flora) der 1. Univ.-Klinik für Chirurgie (Vorst.: Univ.-Prof. Dr. F. Gschnitzer) in Innsbruck. Eine perkutane transluminale Angioplastie wurde nur an 2 Fisteln durchgeführt. Wenn zeitlich vergleichbare Angiographiebefunde bzw. Operationsberichte nicht vorlagen, wurde die Validität der Ultraschallbefunde anhand des klinischen Verlaufs und der genauen Dialyseprotokolle überprüft. Die Ultraschalldiagnosen wurden aber erst dann retrospektiv als richtig akzeptiert, wenn sie mindestens 2 Monate mit der Klinik in Einklang standen.

7.2 Untersuchungsindikationen

Allgemeine Gesichtspunkte bezüglich der Indikation zur Shuntsonographie wurden in Abschn. 5.1 bereits ausführlich erörtert. Tabelle 6 zeigt im Überblick die Zuweisungsgründe aller 319 Duplexuntersuchungen.

Die Tatsache, daß Untersuchungen vor der ersten Punktion und Kontrollen häufige Indikationen darstellen, unterstreicht unsere Strategie, den Gefäßzugang von Beginn an sorgfältig zu überwachen und zu betreuen. Auch postoperative Kontrollen in den ersten Tagen nach dem Eingriff erfolgen gerade bei Risikopatienten mit denselben Überlegungen.

Im unteren Teil der Tabelle sind als Indikationen Verdachtsdiagnosen und verschiedene klinische Probleme angeführt, wie sie sich im Verlauf einer Hä-

Tabelle 6. Zuweisungsgründe zur Duplexsonographie

Untersuchte Fisteln	319
Vor der ersten Punktion	92
Kontrollen	60
Postoperative Kontrollen	8
Wiederholt Punktionsprobleme	36
Thrombose?	26
Diffuse Schwellung der Extremität	19
Aneurysma?	18
Hoher Einlaufdruck (venöser Druck)	17
Ineffiziente Dialyse ("underdialysis")	9
Schmerzen am Shuntarm	9
Stenose?	8
Fistelfluß zu niedrig und „Ansaugen"	7
Distales Stealsyndrom?	5
Fistelfluß zu hoch?	3
Fieber	2

modialysetherapie immer wieder ergeben. In der Regel erfolgt bei uns erst nach der Shuntsonographie – falls nötig – die Weiterleitung der Patienten an die Radiologie oder Gefäßchirurgie.

7.3 Ergebnisse

Die Ergebnisse aller Duplexuntersuchungen sind übersichtsmäßig in Tabelle 7 angeführt und sollen im folgenden auch im Detail besprochen werden.

Tabelle 7. Ultraschalldiagnosen bei 319 Duplexuntersuchungen (Übersicht)

	Alle	Brescia-Cimino	Kunstoff	Venen-interponat
Normaler Shunt	75	58	17 (1)[a]	
Funktion normal, morph. Einschränkungen	159	98	61 (2)[a]	
Ungenügende Shuntentwicklung	23	21	–	2
Shuntstenose mit Funktionseinschränkung	17	16	1	
Vollständige Thrombose	15	8	7	
Teilthrombose	6	4 (1)[a]	2 (1)[a]	
Aneurysma verum	20	18	–	2
Aneurysma falsum	4	1	3	

[a] In Klammern: Anzahl der Fehlbefunde unter den Ultraschalldiagnosen

7.3.1 Normaler Shunt

Diese Diagnose wurde 75mal gestellt, 58mal an Brescia-Cimino-Fisteln und 17mal an Kunststoffshunts (s. Tabelle 7). Hauptsächlich fanden sich in dieser Gruppe Zuweisungen vor der ersten Punktion, zu Kontrollen und wegen wiederholter Punktionsprobleme. Es konnte durch die Untersuchung vor allem gezeigt werden, daß die Fistel intakt war. Punktionsprobleme hatten damit ihre Ursache entweder in einem besonders tiefen Fistelverlauf oder mangelndem Geschick der Punktierenden, wie der weitere Verlauf immer zeigte.

Mit Ausnahme eines einzigen wurden alle Befunde retrospektiv als richtig eingestuft. Bei dem Fehlbefund handelte es sich um eine Stenose im venösen Schenkel eines PTFE-Shunts, die erst angiographisch festgestellt wurde. Die Angiographie erfolgte, da zwischen Ultraschallbefund und klinischer Situation eine Diskrepanz bestehen blieb. Wegen eines Verbandes war hier nicht die ganze Fistel untersucht und die Stenose dadurch übersehen worden. Andererseits konnte die Exaktheit des Ultraschallbefundes (normale Fistel) in einem weiteren Fall auch angiographisch bestätigt werden. Die Fisteln waren zwischen 2 und 361 (Brescia-Cimino) bzw. 1 und 7 Wochen (Kunststoff) alt.

Die mit der Duplexsonographie bestimmten Durchflußvolumina, Durchmesser, Fließgeschwindigkeiten und Pourcelot-Indizes sind in Tabelle 8 angeführt.

7.3.2 Shuntfunktion normal, morphologische Einschränkungen

Die Diagnose einer funktionsfähigen Fistel mit den in Abschn. 7.1 beschriebenen und in Tabelle 9 angeführten Einschränkungen war 159mal möglich (98 Brescia-Cimino-Fisteln, 61 Kunststoffshunts, s. Tabelle 7). Auch in dieser Gruppe erfolgte ein Großteil der Zuweisungen wegen Punktionsproblemen,

Tabelle 8. Flußparameter bei normalen Shunts ($\bar{x} \pm SD$) (*TAV* time average velocity, V_{maxs} systolische Maximalgeschwindigkeit, V_{maxd} enddiastolische Maximalgeschwindigkeit)

	Brescia-Cimino	Kunststoff
Volumen (ml/min)	593 ± 310 (201 ± 1569)	679 ± 323 (292 – 1593)
Durchmesser (mm)	6,2 ± 1,6 (3,7 – 10,0)	5,1 ± 0,3 (4,4 – 5,5)
TAV (cm/s)	35 ± 18 (11 – 110)	58 ± 27 (25 – 117)
V_{maxs} (cm/s)	85 ± 36 (40 – 174)	101 ± 29 (84 – 135)
V_{maxd} (cm/s)	51 ± 18 (25 – 88)	56 ± 4 (52 – 60)
Pourcelot-Index	0,35 ± 0,08 (0,18 – 0,46)	0,41 ± 0,15 (0,28 – 0,58)

Ergebnisse 53

Tabelle 9. Ultraschalldiagnose: Shuntfunktion normal, morphologische Einschränkungen (Fluß >200–250 ml/min)

Veränderungen ohne Beeinträchtigung der Funktion	Brescia-Cimino	Kunststoff
Veränderungen der zuführenden Arterie (Plaque, Stenose)	10	1
Stenose der arter. Anastomose	–	1
Stenose im venösen Schenkel	43	–
Stenose der venösen Anastomose	–	15
Aneurysma an der arter. Anastomose	–	3
Aneurysma verum	8	–
Aneurysma falsum	2	9
Wandveränderungen (nichtstenosierend)	5	6
Hämatom um Shunt	2	8
Ödem des Arms	2	9
Tiefliegender Shunt	6	2
Ausgeprägte Kollateralenbildung	16	4
Teilthrombose	4	–
Stealsyndrom	–	3

Tabelle 10. Flußparameter bei Shunts mit normaler Funktion, aber morphologischen Einschränkungen ($\bar{x} \pm SD$)

	Brescia-Cimino	Kunststoff
Volumen (ml/min)	576 ± 277 (200 – 1614)	804 ± 397 (200 – 2019)
Durchmesser (mm)	6,1 ± 1,7 (3,3 – 14,0)	5,1 ± 0,6 (3,7 – 6,6)
TAV (cm/s)	35 ± 16 (9 – 105)	64 ± 26 (15 – 114)
V_{maxs} (cm/s)	94 ± 39 (43 – 173)	126 ± 53 (41 – 197)
V_{maxd} (cm/s)	54 ± 26 (16 – 119)	77 ± 41 (13 – 133)
Pourcelot-Index	0,45 ± 0,14 (0,25 – 0,87)	0,39 ± 0,10 (0,23 – 0,59)

vor der ersten Punktion oder zu Kontrollen. Ebenso wie in Abschn. 7.3.1 war der Nachweis einer intakten Fistel wesentlich, d. h., daß vor allem Punktionsprobleme nicht bereits Folge eines verminderten Fistelflusses waren. Die Shunts waren zwischen 3 und 422 (Brescia-Cimino) bzw. zwischen 1 und 210 Wochen (Kunststoff) alt.

Alle errechneten Parameter dieser Gruppe sind in Tabelle 10 angegeben. Für die hier und unter 7.3.1 genannten funktionsfähigen Brescia-Cimino- und Kunststoffisteln ergaben sich insgesamt folgende Werte ($\bar{x} \pm SD$): Volumen: 581 ± 289 vs. 742 ± 396 ml/min, Durchmesser: 6,1 ± 1,6 vs. 5,2 ± 0,5 mm, TAV:

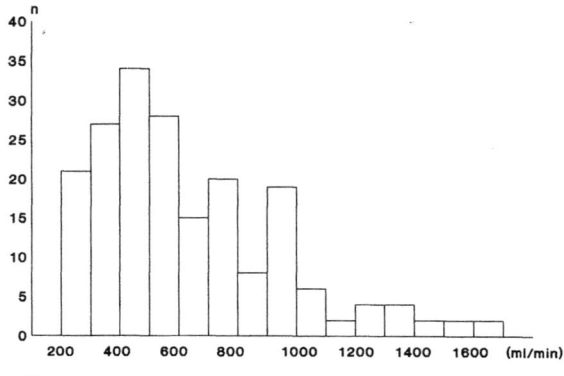

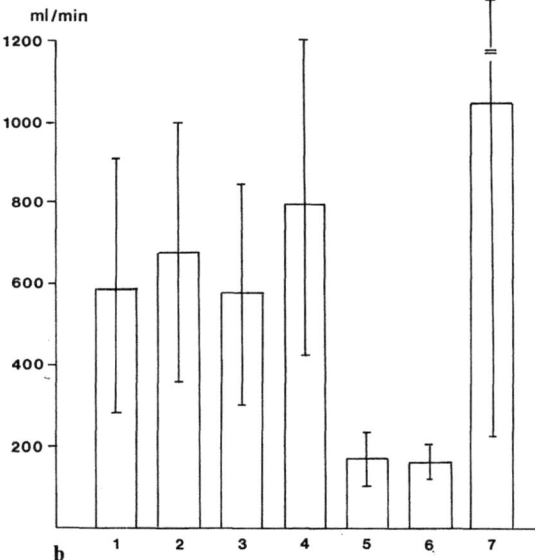

Abb. 18. a Verteilung der Volumina aller funktionsfähigen Shunts. Die Mehrzahl dieser Fisteln weist Durchflußvolumina zwischen 200 und 1000 ml/min auf. b Durchflußvolumina bei verschiedenen Diagnosen im Vergleich ($\bar{x} \pm SD$). *1* Normale Brescia-Cimino-Fisteln, *2* normale Kunststoffshunts, *3* Brescia-Cimino-Fisteln mit normaler Funktion, aber morphologischen Einschränkungen, *4* Kunststoffshunts mit normaler Funktion, aber morphologischen Einschränkungen, *5* Shunts mit Stenosen und Funktionseinschränkung, *6* ungenügend entwickelte Shunts, *7* aneurysmatisch erweiterte Fisteln (Aneurysma verum)

Abb. 18. c Durchflußvolumina, V_{maxs} und V_{maxd} an Shunts mit Stenosen. *1* Brescia-Cimino-Fisteln mit Stenosen im venösen Schenkel ohne Funktionseinschränkung, *2* Kunststoffshunts mit Stenosen an der venösen Anastomose ohne Funktionseinschränkung, *3* Fisteln mit Stenosen und Funktionseinschränkung. Während sich die Volumina an Shunts mit Funktionseinschränkung (*3*) signifikant von jenen ohne Beeinträchtigung (*1, 2*) unterscheiden ($p < 0,001$), gilt dies nicht für V_{maxs} und V_{maxd}. d Entwicklung von Brescia-Cimino-Fisteln ($n = 18$) bis zur Erstpunktion. Links Volumina spätestens 3 Wochen postoperativ ($\bar{x} = 426 \pm 242$ ml/min), rechts vor der ersten Punktion durchschnittlich 9 Wochen später ($\bar{x} = 661 \pm 326$ ml/min; $p < 0,001$). e Volumina funktionierender Fisteln ($n = 8$) vor und nach der Dialyse

Ergebnisse

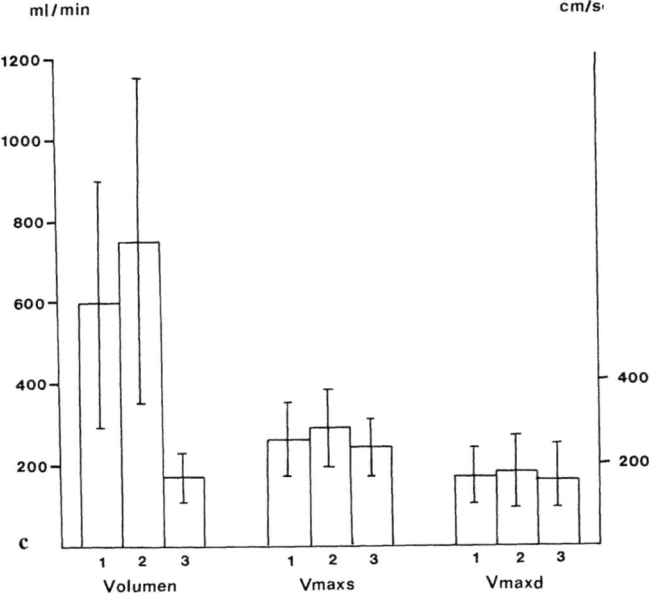

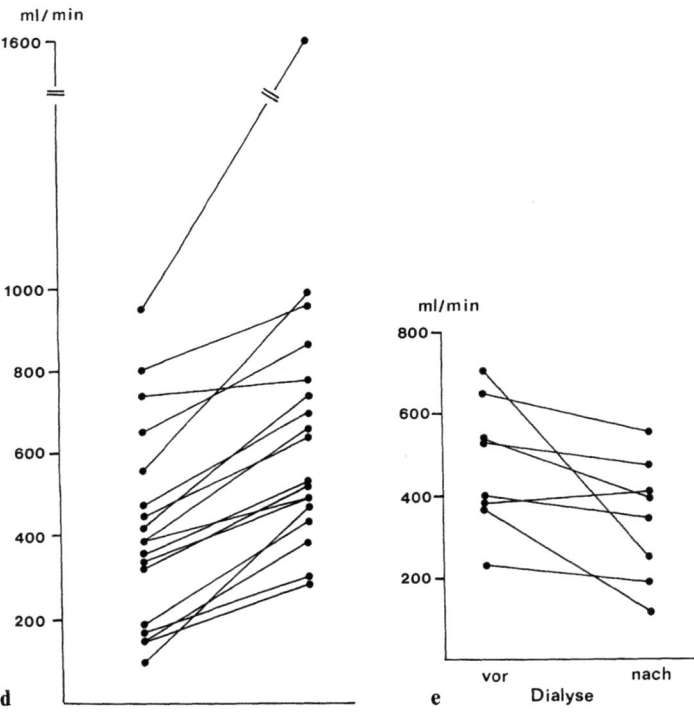

35 ± 17 vs. 59 ± 28 cm/s, V_{maxs}: 90 ± 37 vs 114 ± 53 cm/s, V_{maxd}: 53 ± 23 vs. 68 ± 39 cm/s, Pourcelot-Index: $0,40 \pm 0,13$ vs. $0,40 \pm 0,11$. Die Abb. 18a zeigt graphisch die Verteilung der duplexsonographisch bestimmten Durchflußvolumina aller funktionsfähigen Fisteln, Abb. 18b zeigt die Durchflußvolumina bei verschiedenen Diagnosen im Vergleich.

In dieser Gruppe wurden alle Ultraschalldiagnosen von Brescia-Cimino-Fisteln retrospektiv als korrekt eingestuft. Zweimal konnten Stenosen nach der arteriovenösen Anastomose und einmal eine Stenose der A. radialis angiographisch bestätigt werden. Nur eine Shuntstenose wurde später operiert.

In der Gruppe mit Kunststoffshunts konnte in 3 Fällen die Diagnose von kleinen, falschen Aneurysmen in Punktionsarealen und an der arteriellen Anastomose angiographisch und einmal zusätzlich operativ bestätigt werden; eine Stenose an der venösen Anastomose war auch angiographisch nachzuweisen. Zweimal waren die Ultraschalldiagnosen an 2 Patientinnen nicht völlig korrekt, wie Angiographie und Operation später zeigten. So wurden zwar ausgeprägte venöse Kollateralen in der Ellenbeuge bestätigt und teilweise ligiert, die sonographisch vermutete Stenose an der venösen Anastomose (als mögliche Ursache der Kollateralenbildung) konnte aber nicht nachgewiesen werden. Bei den übrigen Untersuchungen korrelierten die Ultraschalldiagnosen mit dem Verlauf und den Dialyseprotokollen.

7.3.3 Ungenügende Shuntentwicklung

Bei 23 Untersuchungen wurde festgestellt, daß der venöse Schenkel der Fistel für eine Punktion noch nicht ausreichend arterialisiert war. Es handelte sich dabei um 21 Brescia-Cimino-Fisteln und um 2 autologe Veneninterponate; die Shunts waren durchschnittlich $5,4 \pm 2,4$ (2–11) Wochen alt.

Bereits im B-Bild war zu erkennen, daß diese Fisteln relativ zart waren. Die Mittelwerte der Durchflußvolumina betrugen 161 ± 42 (72–223) ml/min, der Durchmesser $3,7 \pm 0,4$ (3,2–4,3) mm, der TAV 26 ± 6 (15–39) cm/s; Volumina und Durchmesser waren gegenüber normal funktionierenden Brescia-Cimino-Shunts signifikant ($p < 0,001$) erniedrigt (s. auch Abb. 18b).

Bei insgesamt 9 Untersuchungen wurde als Ursache der verzögerten Reifung eine Verengung im venösen Schenkel der Fistel festgestellt. Aufgrund dieses Ultraschallbefundes erfolgte dreimal eine Korrekturoperation (einmal nach Angiographie, wobei die Ultraschalldiagnosen bestätigt wurden). In den übrigen Fällen entwickelte sich die Fistel aber durch ein konsequentes Training so gut, daß eine Revision nicht nötig war. Dies konnte auch durch sonographische Verlaufskontrollen dokumentiert werden. Es wurden daher alle Ultraschalldiagnosen als korrekt betrachtet.

7.3.4 Shuntstenose mit Funktionseinschränkung (funktionell wirksame Stenose)

Die Diagnose einer hämodynamisch wirksamen Stenose mit zu niederem Fistelfluß (unter 200–250 ml/min) wurde sonographisch 16mal am venösen

Ergebnisse

Schenkel von Brescia-Cimino-Fisteln und einmal an der venösen Anastomose eines Kunststoffshunts gestellt. Dabei wurde im B-Bild zuerst die Verringerung des Gefäßdurchmessers und die Längsausdehnung der Stenose dokumentiert. Der Stenosierungsgrad im Querdurchmesser betrug über 50%. Der Versuch einer funktionellen Quantifizierung erfolgte durch die Bestimmung der maximalen Fließgeschwindigkeiten bzw. der Dopplershifts vor, an und nach der Stenose und durch die Berechnung des Durchflußvolumens im venösen Schenkel stromabwärts. Alle Stenosen bis auf 2 (subtotale Stenosen) wiesen Jetphänomene auf. An der Stenose betrug die maximale systolische Dopplershift (Fließgeschwindigkeit) $9,6 \pm 2,4$ kHz (240 ± 67 cm/s), die maximale enddiastolische Dopplershift (Fließgeschwindigkeit) $6,8 \pm 1,6$ kHz (168 ± 79 cm/s, jeweils $\bar{x} \pm SD$). Die maximale systolische Dopplershift war immer höher als 7,0 kHz. Das Durchflußvolumen lag bei allen diesen Fisteln unter 250 ml/min ($\bar{x} = 168 \pm 62$ ml/min, s. Abb. 18 b) und war damit gegenüber funktionsfähigen Shunts signifikant erniedrigt ($p < 0,001$). Der Mittelwert der Durchmesser betrug $4,3 \pm 0,6$ mm, der TAV 24 ± 12 cm/s.

Fisteln mit Stenosen im venösen Schenkel (Brescia-Cimino) oder an der venösen Anastomose (Kunststoff), aber guter Funktion (Durchflußvolumen > 250 ml/min, s. 7.3.2) wiesen ähnliche Spektrumveränderungen und Zunahmen der Fließgeschwindigkeiten an der Engstelle auf (Brescia-Cimino: V_{maxs} 262 ± 92, V_{maxd} 170 ± 69 cm/s, Kunststoff: V_{maxs} 286 ± 91, V_{maxd} 179 ± 91 cm/s, s. Abb. 18 c). Wir verwenden daher die Abnahme des Durchflußvolumens als entscheidenden Parameter zur Beurteilung der Funktionsfähigkeit und damit auch des Schweregrades einer Stenose.

Die untersuchten Shunts waren zwischen 3 und 130 Wochen alt. Insgesamt 8 Angiographien und 9 Operationen bestätigten die Duplexbefunde, so daß alle Ultraschalldiagnosen als korrekt eingestuft werden konnten.

7.3.5 Vollständige Shuntthrombose

Die Diagnose einer vollständigen Shuntthrombose wurde 15mal gestellt (8 Brescia-Cimino-, 7 Kunststoffshunts, s. Tabelle 7). Auf den Befund der Duplexsonographie hin war die operative Revision in 10 Fällen indiziert (und wurde die Diagnose bestätigt), nur einmal erfolgte eine zusätzliche Angiographie. In den restlichen Fällen wurde die thrombosierte Fistel aus verschiedenen Gründen aufgelassen (erfolgreiche Nierentransplantation, Neuanlage auf der Gegenseite). Bei 2 Kunststoffshunts konnte ein Knick nach längerem Abbiegen des Armes nachgewiesen werden, der die Thrombose zumindest begünstigt haben dürfte. Bei 6 Patienten mit Shuntthrombose lagen frühere Untersuchungsergebnisse vor, wobei aber nur in 3 Fällen Veränderungen nachgewiesen werden konnten, die zum Verschluß beigetragen haben dürften (je einmal Stenose im venösen Schenkel mit niederem Volumen, schlechte Shuntentwicklung bei zarten Venen, vorerst nichtstenosierende Wandveränderungen). Die beurteilten Fisteln waren zwischen 0,5 und 572 Wochen alt.

7.3.6 Teilthrombose

Im Gegensatz zur vollständigen Shuntthrombose wurden nur partielle Thrombosierungen entweder in Kollateralgefäßen oder in der venösen Ausstrombahn bei Kunststoffshunts sonographisch 6mal beschrieben (4 Brescia-Cimino-, 2 Kunststoffisteln, siehe Tabelle 7). Das Alter der Fisteln lag zwischen 3 und 13 Wochen. Neben den morphologischen Veränderungen lag auch eine Beeinträchtigung der Fistelfunktion vor.

Der Ultraschallbefund war in 4 Fällen vollständig und in 2 nur teilweise richtig. Im ersten Fall wurde an einer Brescia-Cimino-Fistel eine kurzstreckige Stenose übersehen, im zweiten Fall eine frische Thrombose (echoarme Thromben) in der Ausflußbahn eines Kunststoffloops nicht in ihrer ganzen Ausdehnung erfaßt, weil das Dopplersignal falsch interpretiert wurde (erniedrigter diastolischer Fluß, s. Abb. 14e). Diese Diagnosen wurden angiographisch korrigiert, die übrigen Ultraschallbefunde durch Angiographie ($n = 1$), Operation ($n = 2$) bzw. den weiteren Verlauf ($n = 1$) bestätigt.

7.3.7 Aneurysma verum

Die Diagnose eines ausgedehnten Aneurysma verum wurde insgesamt 20mal gestellt, davon 18mal an Brescia-Cimino-Fisteln und 2mal an autologen Veneninterponaten (s. Tabelle 7). Es handelte sich dabei um eher ältere Fisteln (Funktionsdauer 52–572 Wochen). Wandständige Thromben im sackförmig erweiterten Shunt, die z.T. auch schon verkalkt waren, konnten 7mal und kleine, flottierende Thromben 2mal nachgewiesen werden. Proximale Verengungen, die möglicherweise die Entwicklung des Aneurysmas begünstigten, fanden sich bei 4 Untersuchungen.

Das Durchflußvolumen betrug 1052 ± 826 (282–2941) ml/min und zeigte beträchtliche Schwankungen (s. Abb. 18b). Ein eher niederer Fluß fand sich bei Fisteln, deren Lumen sich proximal wieder verjüngte. Ein Fistelfluß über 1000 ml wurde 6mal nachgewiesen, führte aber nur bei einem Patienten zu kardialen Problemen. Der Durchmesser wurde im Mittel mit $10,2 \pm 3,3$ (5,2–16,4) mm und die TAV mit 23 ± 7 (11–33) cm/s ermittelt. Bei einem Durchmesser des venösen Schenkels über 10 mm ließ sich ein Durchflußvolumen von durchschnittlich 1731 ± 839 ml/min errechnen. Volumenbestimmungen erfolgten nur in turbulenzfreien Arealen, alternativ in der zuführenden Arterie (s. Abb. 4). Die Ultraschalldiagnosen wurden 2mal angiographisch und 7mal operativ bestätigt, in den restlichen Fällen durch Verlaufskontrollen. Fehlbefunde kamen in dieser Gruppe nicht vor.

7.3.8 Aneurysma falsum

Insgesamt 4mal wurde die Diagnose eines großen Aneurysma falsum gestellt, und zwar an 1 Brescia-Cimino-Fistel (Anastomosenbereich) und 3 Kunst-

Ergebnisse

stoffshunts. In den Aneurysmen zeigten sich 2mal wandständige Thromben. Die Funktionsdauer der Fisteln lag zwischen 105 und 156 Wochen. Bei 3 von ihnen wurde aufgrund des Ultraschallbefundes die Indikation zur Operation gestellt und die Diagnosen bestätigt; die 4. Fistel thrombosierte später zur Gänze und wurde neu angelegt.

7.3.9 Vergleich mit Angiographie und Operation

Bei 50 Duplexuntersuchungen wurde die Indikation zur Angiographie (n = 25) und/oder Operation (n = 38) gestellt. Damit konnte die Validität der Sonographie an bereits etablierten Verfahren gemessen werden. Vor allem in der ersten Zeit nach Einführung der Duplexsonographie erfolgte vor einer Operation meist auch eine Angiographie; diese Strategie wurde jedoch aufgrund des wachsenden Vertrauens in die Sonographie zunehmend verlassen.

Tabelle 11. Definitive Diagnose von 50 Duplexbefunden, die durch Angiographie (n = 25) und/oder Operationsergebnisse (n = 38) gesichert sind

Definitive Diagnose		Duplexbefund			
		r. pos.	f. neg.	r. neg.	f. pos.
Shuntstenose	13	11	2		
Thrombose	11	10	1		
Teilthrombose	2	2			
Ungenügende Shuntentwicklung	3	3			
Aneurysma verum	8	8			
Aneurysma falsum	3	3			
Shuntfunktion o. B. (+ Einschränkungen)	10			8	2

Tabelle 11 zeigt die definitiven Diagnosen in dieser Gruppe und die Wertigkeit des Ultraschallbefundes. Aus den Daten läßt sich die Sensitivität der Duplexsonographie mit 92,5%, die Spezifität mit 80,0%, der prädiktive Wert eines positiven Tests mit 94,9%, eines negativen Tests mit 72,7% und die Treffsicherheit mit 90% angeben. Würde man jene Untersuchung, bei der die Duplexsonographie nicht komplett durchgeführt wurde (Sichtbehinderung durch Verband, s. 7.3.1), aus der Berechnung nehmen, so erhöhte sich die Sensitivität auf 94,9%, der prädiktive Wert des negativen Tests auf 80% und die Treffsicherheit auf 91,8%. – Alle falsch-negativen Befunde wurden in der Lernphase der Untersucher gestellt! Die retrospektive Analyse zeigt, daß ein unvollständiger Untersuchungsgang die diagnostische Aussage beeinträchtigt, darüber hinaus aber Stenosen und unübersichtliche Gefäßverhältnisse (Kollateralenbildung) Probleme bereiten können.

7.3.10 Entwicklung der Fistel von der Operation bis zur ersten Punktion

18 Brescia-Cimino-Fisteln wurden erstmals nach der Anlage (bis zu 3 Wochen postoperativ) und dann bis zur Erstpunktion mehrfach untersucht, um die Reifung zu dokumentieren. Die Zeitspanne zwischen Erstuntersuchung und Freigabe zur Punktion betrug im Durchschnitt 9,2 (1,5–32) Wochen. Bei allen Fisteln konnte eine Zunahme des Durchflußvolumens von durchschnittlich 426 ± 242 (100–952) auf 661 ± 326 (281–1615) ml/min beobachtet werden ($p<0,001$, siehe Abb. 18d). Mit einer Ausnahme, bei der die Volumenzunahme durch die beträchtlich höhere Fließgeschwindigkeit zu erklären war, nahmen auch die Durchmesser von $4,7 \pm 1,4$ (2,5–7,0) auf $5,8 \pm 1,5$ (3,3–9,0) mm zu ($p<0,01$). Bei der TAV war die Zunahme von 35 ± 17 (14–70) auf 44 ± 20 (29–105) cm/s nicht so ausgeprägt (p = nicht signifikant). Fisteln mit Stenosen wiesen keine Zunahme des Durchflußvolumens auf. Nach der Freigabe zur Punktion erfolgten in der Regel keine weiteren Kontrollen, so daß ausgedehnte Beobachtungen zur Hämodynamik einzelner problemlos funktionierender Fisteln über einen längeren Zeitraum nicht vorliegen.

7.3.11 Untersuchungen nach Nierentransplantation

17 Patienten mit einem funktionierenden Nierentransplantat wurden aus verschiedenen Gründen zugewiesen (Schmerzen am Shuntarm, Verdacht auf Aneurysma oder Thrombose, „Wunsch des Patienten"). Bei diesen Fisteln (n = 17) handelte es sich um 14 Brescia-Cimino-Shunts, 2 PTFE-Implantate und ein autologes Veneninterponat. Der Zeitpunkt der Transplantation lag zwischen einer Woche und 10 Jahren zurück. Dabei fand sich 2mal ein normaler Shunt, 5mal ein funktionsfähiger Shunt mit morphologischen Einschränkungen, 5mal ein ausgeprägtes Aneurysma verum, 3mal eine funktionell wirksame Stenose und 2mal eine vollständige Shuntthrombose. Funktionsfähige und aneurysmatisch erweiterte Fisteln waren durchschnittlich über 3 Jahre alt. Bei den funktionsfähigen Fisteln betrug das Durchflußvolumen 618 ± 315 ml/min, der Durchmesser $6,4 \pm 1,3$ mm, TAV 34 ± 30 cm/s, V_{maxs} 102 ± 52 cm/s, V_{maxd} 65 ± 39 cm/s und der Pourcelot-Index $0,38 \pm 0,09$ (jeweils $\bar{x} \pm SD$). Aneurysmatisch erweiterte Fisteln wiesen ein mittleres Durchflußvolumen von 1762 ± 875 ml/min auf.

2 der 3 stenotischen Fisteln thrombosierten später, an den 2 bereits thrombosierten Fisteln begünstigten Stenosen die Thrombose. Die Morphologie der Fistel und davon abhängig die Funktion (Durchflußvolumen) dürften daher neben den bereits bekannten Faktoren (s. 6.3) ebenfalls einen Einfluß auf die Thromboserate nach erfolgreicher Nierentransplantation haben.

7.3.12 Untersuchungen vor und nach der Dialyse

8 Patienten, die klinisch stabil waren und bei denen während der Hämodialyse in der Regel keine kardiovaskulären Probleme auftraten, wurden unmittelbar vor und nach einer Dialysebehandlung (Dialysedauer: 3–4 h) untersucht. Das Durchflußvolumen ($\bar{x} \pm SD$) nahm von 472 ± 161 vor auf 342 ± 149 ml/min nach der Dialyse ab (s. Abb. 18e). Eine statistische Auswertung erfolgte wegen der geringen Fallzahl nicht. Nur bei einem Patienten wurde eine leichte Volumenzunahme beobachtet. Auch die Durchmesser nahmen im Mittel von $5,7 \pm 0,6$ auf $5,2 \pm 0,7$ mm, TAV von 31 ± 9 auf 26 ± 11 cm/s ab. Die Gefäßquerschnitte blieben nach der Dialyse rund. Die Veränderungen gerade des Durchmessers liegen aber schon in einem Bereich, in dem meßtechnische Probleme zu erwarten sind; zudem erschweren bei den Kontrollen nach der Dialyse grundsätzlich die notwendigen Kompressionsverbände die Untersuchung, weil der einsehbare Abschnitt verkleinert wird.

8 Diskussion und kritische Wertung

8.1 Methoden im Vergleich: Angiographie, Dopplersonographie, B-Bild-Sonographie, Duplexsonographie, farbkodierte Duplexsonographie

Der funktionsfähige permanente Gefäßzugang und seine Komplikationen werden auch in Zukunft ein zentrales Problem der Hämodialysetherapie darstellen. Alle diagnostischen und therapeutischen Maßnahmen sind unter der Maxime zu sehen, eine möglichst lange, problemfreie Funktionsdauer des Shunts zu erzielen. Exakte diagnostische Verfahren sind dazu die Voraussetzung.

Bei Verdacht auf Shuntinsuffizienz oder wenn bei klinischen Problemen ein Zusammenhang mit der Fistel vermutet wird, erlauben die Analyse der Funktionsparameter des Dialysevorgangs (arterieller Blutdruck, maximal erzielbares Flußvolumen, Einlaufdruck, Mischblut, Retentionswerte im Serum) und die klinische Untersuchung (Palpation, Auskultation) nicht immer eine exakte Diagnose [81]. Diese wird erst durch bildgebende Verfahren ermöglicht, wobei derzeit im wesentlichen Angiographie und Sonographie zur Verfügung stehen. (Die unter 4.2.2 beschriebenen Verfahren werden in der Routine kaum noch angewendet.)

Als Entscheidungsgrundlage weiterer, meist invasiver Maßnahmen (Revision, PTA, Neuanlage) galten bisher die *konventionelle Angiographie* oder die *DSA*. Sie ermöglichen rasch und übersichtlich eine morphologische Information über alle Shuntsegmente und die Beurteilung der Shuntdynamik. Stenosen an der arteriovenösen Anastomose (Brescia-Cimino-Fisteln) und solche, die hintereinander oder im zentralvenösen Bereich liegen, werden angiographisch besser erkannt als mit der Duplexsonographie [30, 38, 54, 81, 83].

Das Risiko eines Kontrastmittelzwischenfalls bei Verwendung nichtionischer Substanzen kann als gering eingestuft werden. Bei direkter Punktion der Fistel ist das Verfahren gleich wenig invasiv wie die Dialyse. Auch die Volumenbelastung ist zu vertreten, wenn unmittelbar nach der Dialyse angiographiert wird. Eine nötige PTA kann in derselben Sitzung erfolgen, was ein gewichtiges Argument für die Angiographie darstellt [29].

Gefäßwandveränderungen (z. B. wandständige Thromben), proximale Ausdehnung von Thromben, thrombosierte Aneurysmen und Veränderungen im Bereich des Shuntbetts und der Weichteile können angiographisch nicht oder nur bedingt dargestellt werden. Messungen der Strömungsgeschwindigkeit sind angiographisch grundsätzlich zwar möglich, aber nicht beliebig wiederholbar [52]. Bei Verdacht auf infektiöse Probleme gilt die Angiographie als kontraindiziert [45].

Nach einzelnen Literaturangaben ist die Quantifizierung von Stenosen mit der Angiographie problematisch, so daß die Angabe von intraluminalen Drücken proximal und distal einer Stenose als günstiger angesehen wird, was aber ebenfalls nicht immer praktikabel ist [29, 37]. Bei primär schlechten Venen wird eine präoperative Venographie empfohlen, um die für die Anastomosen geeignetsten Gefäße darzustellen [88]. Argumente für und wider zeigen, daß die Duplexsonographie die Angiographie nicht vollständig ersetzen kann; anzustreben ist jedoch, sie gezielt zu verwenden.

Die *Dopplersonographie* erlaubt im wesentlichen eine Funktionsdiagnostik. Blutfluß, Flußrichtung und Änderungen der Fließgeschwindigkeit können einfach und rasch festgestellt, Stenosen anhand von Änderungen des Dopplerspektrums erkannt werden. Als Vorteil sind die verhältnismäßig niedrigen Anschaffungskosten der Geräte anzuführen. Eine morphologische (topographische) Diagnostik ist aber nicht möglich. So kann der Fistelverlauf nur annähernd geortet werden; bei komplexen Gefäßveränderungen (Kollateralenbildung) fehlt die anatomische Zusatzinformation. Fehlbefunde bei unübersichtlichen Verhältnissen an den Anastomosen sind beschrieben [7, 66, 78, 82].

Als Bedsidemethode in einer Dialyseeinheit hat die Methode ihren festen Platz, insbesondere wenn aufwendigere Technologien nicht zur Verfügung stehen.

Die *Real-time-Sonographie* mit hochfrequenten Schallköpfen (über 5,0 MHz) ermöglicht eine genaue morphologische Beurteilung der oberflächlich gelegenen Dialysefisteln und der umgebenden Weichteile [33, 50, 66, 73, 85]. Die Verwendung einer niedrigeren Frequenz ist wegen des geringeren Auflösungsvermögens nicht sinnvoll. In mehreren Studien konnte eine gute Korrelation mit Angiographie und Operationsergebnissen gezeigt werden. Probleme bei der Darstellung der arteriellen Anastomose von Kunststoffshunts wurden beschrieben [66]; eine diagnostische Aussage bei einem Gefäßdurchmesser unter 3 mm ist offenbar nicht mehr möglich [85]. Als wesentlicher Nachteil muß wohl angeführt werden, daß die Funktion der Fistel nicht ausreichend beurteilt werden kann. So ist weder eine funktionell orientierte Quantifizierung von Stenosen noch eine Volumenbestimmung möglich. Echoarme Thromben können mit der B-Bild-Sonographie allein übersehen werden, wie auch die eigenen Ergebnisse zeigen. Bei gefäßnahen Veränderungen läßt sich nicht sicher bestimmen, ob eine Verbindung mit dem Gefäßsystem vorliegt.

Die Methode erscheint aber dann wertvoll und kann zumindest als Kompromiß zur Duplexsonographie angesehen werden, wenn sie in einem zweiten Untersuchungsgang mit der Dopplersonographie gekoppelt wird. Dabei ist aber zu bedenken, daß es unter Umständen schwierig sein dürfte, exakt dort zu dopplern, wo relevante anatomische Veränderungen nachgewiesen sind.

Mit der *Duplexsonographie* ist es möglich, Morphologie und Funktion der Fistel in einem Untersuchungsgang zu beurteilen [4, 6, 8, 18, 32, 41, 42, 44, 56, 89]. Durch die Darstellung des Meßvolumens im B-Bild und die Einblendung des Dopplerschallstrahls kann der Meßbereich (region of interest) genau lokalisiert, der Winkel zwischen Gefäßlängsachse und Dopplerschallstrahl festgelegt und können quantitative Bestimmungen durchgeführt werden (Fließgeschwindigkeit, Volumen).

Als Vorteile gegenüber der Angiographie sind anzuführen: das Verfahren benötigt kein Kontrastmittel, ist nichtinvasiv („patientenfreundlich"), beliebig wiederholbar und erlaubt eine rasche, einfache Quantifizierung des Fistelflusses. Der Verlauf einer Fistel am Arm, insbesonders ihre Tiefe, und Segmente, die nicht punktiert werden sollen (Stenosen), können mit der Duplexsonographie exakt dargestellt werden. Derartige Informationen erleichtern unserer Erfahrung nach die Punktionen gerade bei schwierigen Verhältnissen und werden vom Pflegepersonal außerordentlich geschätzt.

Diesen Vorzügen stehen auch Nachteile gegenüber. Da der Bildausschnitt der verwendeten Schallköpfe nur wenige Zentimeter breit ist, können immer nur kleine Abschnitte der Fistel untersucht werden. Dadurch sind so übersichtliche Bilder, wie sie die Angiographie liefert, nicht möglich. Um die Gefäßverhältnisse genau zu schildern, sind daher neben dem schriftlichen Befund Skizzen der Gefäßsituation und eine ausführliche Foto- bzw. Videodokumentation nötig.

Die Beurteilung von Stenosen an der arteriovenösen Anastomose von Brescia-Cimino-Fisteln ist sowohl im B-Bild als auch dopplermäßig schwierig und gelingt mit der Angiographie wohl besser (s. 8.3). Stenosen der großen proximalen Venen (V. axillaris, V. subclavia), in über 10% die Ursache einer Shuntdysfunktion, dürften ebenfalls angiographisch sicherer festzustellen sein als mit der Duplexsonographie [74, 54]. Nicht zuletzt sei aber vermerkt, daß – wie in allen anderen Anwendungsbereichen der Sonographie – auch hier die Qualität der Befunde wesentlich von der Erfahrung und dem Engagement des Untersuchers abhängt.

Die *farbkodierte Duplexsonographie* bringt weitere Vorteile. Der Blutfluß in der Fistel, ihre Morphologie und die der umgebenden Weichteile werden simultan im Bild dargestellt. Dies vereinfacht die Untersuchung beträchtlich [54, 58, 59, 84]. Die Farbkodierung des Blutflusses erlaubt eine rasche Orientierung an den Gefäßen, insbesondere bei komplexem Verlauf. Echoarme Wandveränderungen (-verdickungen), Stenosen durch echoarme Thromben und Gefäße mit kleinem Durchmesser (s. Abb. 19j) werden leichter und rascher erkannt als mit der konventionellen Duplexsonographie. Durch die Farbveränderungen an stenotischen Shuntsegmenten lassen sich die Areale, in denen gedopplert werden muß, sofort erkennen. Da der Blutfluß im gesamten Gefäß gezeigt wird, ist die Wahrscheinlichkeit, Stenosen zu übersehen, wohl geringer als mit der konventionellen Duplexsonographie. Die Möglichkeit, genaue Messungen der Strömungsgeschwindigkeit und des Durchflußvolumens durchzuführen, wurde beschrieben [53].

Wie bei der konventionellen Duplexsonographie liegen die Schwächen der Methode in der Diagnose von Stenosen der arteriovenösen Anastomose und von zentralen Venen. Auch mit der farbkodierten Duplexsonographie können nur kürzere Shuntsegmente schrittweise beurteilt werden, daher fehlt eine

Übersicht, wie sie die Angiographie bietet. Als gewichtigster Nachteil müssen aber die derzeit hohen Anschaffungskosten der Geräte angeführt werden.

8.2 Volumenbestimmung mit der Duplexsonographie

Die Bestimmung des Durchflußvolumens stellt ohne Zweifel ein wesentliches Kriterium zur Beurteilung der Shuntfunktion dar [29]. Mehrere Methoden wurden dazu angegeben, manche davon auch invasiv oder sehr aufwendig; ihre Validität konnte teilweise durch Referenzuntersuchungen gut belegt werden [2, 4, 8, 9, 21, 25, 26, 28, 31, 42, 44, 54, 60, 63, 71, 89]. Unter den erwähnten Verfahren hat sich heute die Duplexsonographie wegen ihrer methodischen Vorteile durchgesetzt. Vergleichende Studien zeigen, daß damit Volumenbestimmungen grundsätzlich exakt und reproduzierbar sind [4, 20, 28, 53, 76].

Diese Meßgenauigkeit ist aber nur zu realisieren, wenn eine subtile Untersuchungstechnik angewendet wird und einige technische Grundregeln beachtet werden. Messungen sind nur in geraden, d.h. über mehrere Zentimeter nicht gewunden verlaufenden Gefäßabschnitten sinnvoll, wo der Fluß nicht turbulent ist und der Winkel zwischen Gefäßlängsachse und Dopplerschallstrahl genau bestimmt werden kann. Dieser Winkel soll möglichst klein sein, 60° gelten als oberste Grenze. Das bedeutet aber, daß das Durchflußvolumen gerade an älteren Fisteln, die häufig sehr gewunden verlaufen, schlecht meßbar ist. Ersatzweise kann in solchen Fällen die proximale A. radialis untersucht werden. Der Anteil der distalen A. radialis (Hohlhandbogen) bei einem Shuntvolumen über 300–400 ml/min kann weitgehend vernachlässigt werden (K. Seitz, persönliche Mitteilung). Bei Messungen ist auch auf einen ausreichenden Abstand von den Anastomosen zu achten, da in deren Bereich der Fluß immer turbulent ist [71].

In die Formel zur Volumenbestimmung $V = v \cdot Q$ (Volumen = Fließgeschwindigkeit mal Gefäßquerschnitt) geht der Radius über die Querschnittsformel $Q = \pi r^2$ im Quadrat ein, was besonders bei kleinen Gefäßdurchmessern zu großen Meßfehlern führt. Transducer mit höherer Frequenz als 7,5 MHz und hohem Auflösungsvermögen sind auch hier von Vorteil. Um Meßfehler bei der Durchmesserbestimmung gering zu halten, empfiehlt es sich, mit geringer Sendeleistung nach der „Leading-edge"-Methode vorzugehen oder von Helligkeitsmaximum zu Helligkeitsmaximum mehrfach zu messen und einen Mittelwert zu bilden. Abweichungen bei der Durchmesserbestimmung um 0,5 mm müssen aber wohl als realistisch akzeptiert werden. Pulsatorische Schwankungen des Durchmessers von Fisteln sind unserer Erfahrung nach eher gering und daher zu vernachlässigen. Die angegebenen Formeln setzen einen kreisrunden Querschnitt der Fistel voraus. Dies muß daher vor dem Meßvorgang überprüft werden, weil beträchtliche Unterschätzungen möglich sind, wenn der tatsächliche Durchmesser queroval ist. Dies wird besonders von Friedewald und Seitz immer wieder betont [28, 76]. Das Meßvolumen (sample volume) muß exakt positioniert werden und möglichst den gesamten Querschnitt des Gefäßes erfassen.

Allgemein wird ein Fistelfluß zwischen 300 und 1000 ml als normal angesehen. Mit der Duplexsonographie errechnete Durchflußvolumina von funktionierenden Fisteln liegen nach Literaturangaben zwischen 420±140 und 964±1685 ml/min, wobei es sich zum überwiegenden Teil um Brescia-Cimino-Fisteln handelte [8, 28, 42, 44, 54, 76, 89]. Bei den hier untersuchten, als funktionsfähig beurteilten Brescia-Cimino-Fisteln betrug das Durchflußvolumen im Mittel 581±289 ml/min, liegt also im beschriebenen Bereich. Eine eigene Validierung wurde nicht vorgenommen, da die Übereinstimmung duplexsonographischer Werte mit den tatsächlichen Volumina in der Literatur mehrfach belegt ist. Zudem korrelierten die errechneten Volumina zumindest nach unten gut mit den möglichen Pumpvolumina während des Dialysevorgangs.

Kunststoffshunts haben offenbar ein hohes Durchflußvolumen. Dies bestätigte sich auch in der vorliegenden Studie, denn mit 742±396 ml/min bestand insgesamt zu den Brescia-Cimino-Fisteln (581±289 ml/min) ein auffallender Unterschied. Bei der Gegenüberstellung der Durchflußvolumina verschiedener Fisteln von annähernd gleichaltrigen Patienten zeigte sich bei PTFE-Shunts ein signifikant höheres Volumen als bei Brescia-Cimino-Fisteln (752±395 vs. 533±272 ml/min, $p<0,01$), auch TAV war signifikant höher (58±28 vs. 40±21 cm/s, $p<0,01$). Ähnliche Beobachtungen machten wir bereits bei früheren Untersuchungen [41, 42, 44]. Rittgers et al. gaben in PTFE-Shunts mit Innendurchmesser 6 mm ein Durchflußvolumen von 750±383 ml/min an; zudem fanden sie signifikant höhere Volumina in schleifenförmigen (loop) als in geraden (straight) Shunts und eine Zunahme der Volumina, je weiter proximal die arterielle Anastomose angelegt wurde [71]. Hohe Volumina (1,9 l/min) an PTFE-Shunts mit Innendurchmesser 6 mm wurden von O'Regan auch szintigraphisch ermittelt [63]. In bovinen Prothesen wurde im Vergleich mit inneren arteriovenösen Fisteln bei gleichem Durchmesser ebenfalls eine höhere Fließgeschwindigkeit und ein höheres Volumen beobachtet [9]. Dies wird durch die Weite der arteriellen Anastomose erklärt [71].

Der Zusammenhang zwischen Durchflußvolumen und Dauer der Funktionsfähigkeit eines Shunts wurde mehrfach beschrieben. Elfström und Thomsen fanden an radiozephalen Fisteln mit Volumina unter 40 ml/min unmittelbar postoperativ (!) ein hohes Risiko für frühes Shuntversagen, Rittgers beobachtete bei einem Fluß unter 450 ml/min (PTFE-)Shuntverschlüsse innerhalb der folgenden 2 Wochen [21, 71]. Als prognostischer Parameter der Thrombosegefährdung von Brescia-Cimino-Fisteln wurde auch die enddiastolische Dopplerfrequenz an der A. subclavia des betreffenden Arms angegeben [70].

Die Klinik zeigt, daß das Shuntvolumen von Brescia-Cimino-Fisteln nach der Operation innerhalb mehrerer Wochen bis zur Reifung zunimmt. Dies wurde von Bergmann duplexsonographisch bestätigt, der bei neu angelegten Shunts kleinere Durchmesser und Volumina fand [8]. In unserem Patientengut zeigte sich bei Patienten mit normaler Fistelreifung eine signifikante Zunahme der Volumina und der Durchmesser; die mittlere Fließgeschwindigkeit hingegen änderte sich nicht so ausgeprägt (s. Abb. 18d). Shunts, die diese Volumenzunahme innerhalb mehrerer Wochen trotz entsprechenden Trainings (Anlage einer Staubinde) nicht entwickelten, wiesen Stenosen auf, die operativ korrigiert werden mußten. Die Duplexsonographie ermöglicht daher eine einfache Überwachung der Fistelentwicklung.

Nur wenige Patienten unseres Kollektivs wurden nach abgeschlossener Entwicklung so oft untersucht, daß ein Profil der Flußparameter einzelner Fisteln über längere Zeit erstellt werden konnte.

Bouthier gibt an, daß bei älteren Shunts der Fluß mit dem Fistelalter indirekt korreliert [9], Friedewald fand keine Beziehung zwischen Fistelalter und Volumen [28], auch Forsberg verneint – in der zuführenden Arterie – eine Korrelation zwischen Fistelalter und Fließgeschwindigkeit [26]. Moran fand ebenfalls keine Korrelation zwischen Volumen und Alter der Fistel [60]. Auch in unserem Patientengut konnte allgemein keine Beziehung zwischen Volumen und Alter der Fistel nach abgeschlossener Entwicklung gefunden werden.

8.3 Quantifizierung von Stenosen

Höhergradige Stenosen führen zur Shuntinsuffizienz und begünstigen Thrombosen. Allerdings findet man auch bei guter Fistelfunktion immer wieder zufällig stenotische Segmente. Aufgrund des direkten Übergangs vom arteriellen ins venöse System ohne Zwischenschaltung eines Kapillarbetts wird angenommen, daß erst Stenosen über 90% das Durchflußvolumen derart vermindern, daß Probleme während der Dialyse entstehen. Shuntstenosen unter 75% werden als nicht wirksam beschrieben [3, 37, 66, 82]. Als diagnostisches Verfahren der Wahl galten bisher die konventionelle Angiographie bzw. die DSA.

Dopplersonographische Kriterien einer Stenose und ihres Schweregrades sind vom Karotissystem und von peripheren Arterien bekannt [36, 51, 69]. An Dialyseshunts fanden Tordoir et al. [83] bei Stenosen in der abführenden Vene bzw. an Implantaten eine Sensitivität der Duplexsonographie von 95% bzw. 92% und eine Spezifität von 97% bzw. 84%. An der arteriovenösen Anastomose (Brescia-Cimino) waren die Ergebnisse schlechter (Sensitivität 79%, Spezifität 84%). Als aussagekräftigster Stenoseparameter erwies sich die maximale systolische Dopplershift ($>10,0$ kHz an Implantaten und >8 kHz an der abführenden Vene; Sendefrequenz 5,0 MHz). Grundlage dieses Vergleichs war die DSA, wobei Lumeneinengungen von mehr als 50% als pathologisch eingestuft wurden. Flußmessungen sind in dieser Studie nicht angegeben. In unserem Patientengut lag bei allen Stenosen mit Verminderung des Durchflußvolumens die systolische Maximalfrequenz über 7,0 kHz ($\bar{x}=9,6\pm2,4$; Sendefrequenz 3,5 MHz). Eine andere Form der Stenosebeurteilung wird von Arbeille et al. angegeben. Bei einer schweren Shuntstenose wurde ein Abfall des diastolischen Flusses und ein Anstieg des Pourcelot-Index auf 0,75 in der zuführenden Arterie festgestellt [4].

Die Quantifizierung von Stenosen an der arteriovenösen Anastomose von Brescia-Cimino-Shunts mit der Dopplersonographie ist aufgrund der dort immer vorhandenen Turbulenzen besonders problematisch. Tordoir et al. geben an nichtstenotischen Anastomosen eine maximale systolische Dopplershift von bereits 8,5 kHz an [83]. Im B-Bild kann die Weite der Anastomose nicht immer optimal bestimmt werden. Auch mit der farbkodierten Duplexsonographie werden Stenosen an der Anastomose übersehen, so daß bei entsprechendem Verdacht die Angiographie indiziert ist [54, 59].

Die Auswertung des eigenen Patientenguts zeigte sehr deutlich, daß das Durchflußvolumen in der Fistel ein wesentliches Kriterium der Stenosewirksamkeit darstellt, das mit der Duplexsonographie sehr einfach errechnet werden kann. Wie aus Abb. 18c zu ersehen ist, reicht ein pathologisches Dopplerspektrum an Stenosen allein nicht aus, die Funktionsfähigkeit der Fistel sicher einzustufen. Wir beobachteten nämlich, daß bei funktionsfähigen Fisteln (Volumen >250 ml/min) mit Stenosen im venösen Schenkel (Brescia-Cimino) oder an der venösen Anastomose (PTFE) die systolischen und diastolischen Maximalgeschwindigkeiten im gleichen Bereich liegen wie bei Stenosen, die zur definitiven Funktionseinschränkung führen (Volumen <200–250 ml/min). Wir glauben daher, daß zur Beurteilung der Wirksamkeit von stenotischen Shuntsegmenten nicht so sehr das immer pathologische Dopplerspektrum als vielmehr das Durchflußvolumen stromabwärts herangezogen werden muß. Aus diesem Grund legen wir auf die Messungen im Rahmen der Untersuchung so großen Wert. Auch unsere derzeitige Strategie zur Shuntbetreuung richtet sich nach den gemessenen Durchflußvolumina, d.h., wir stellen bei asymptomatischen Stenosen erst dann die Indikation zu einer Intervention, wenn das Durchflußvolumen bei Verlaufskontrollen abnimmt.

8.4 Wertigkeit der Duplexsonographie bei unterschiedlichen Diagnosen und klinischen Problemen

Die Auswertung der eigenen Untersuchungen ergab einen hohen Anteil von *normalen Shunts* und solchen mit funktionell nur unbedeutenden morphologischen Veränderungen. Dies erklärt sich einerseits dadurch, daß die Duplexsonographie nicht erst bei Problemen, sondern auch zu Kontrollen angefordert wurde. Damit wird ein Aspekt aller Bemühungen um den Gefäßzugang hervorgehoben, ihn nämlich von Beginn an sorgfältig zu überwachen. Zum anderen fanden sich bei den als funktionsfähig beurteilten Fisteln zahlreiche Zuweisungen wegen wiederholter Punktionsprobleme, die wohl weniger mit dem Shunt als mit der Punktionstechnik zusammenhängen, wie der Verlauf dann ergab. Ein negativer Ultraschallbefund bei Punktionsproblemen ist daher für das Pflegepersonal wichtig und erspart weitere Untersuchungen. Die Möglichkeit, den Verlauf der Fistel in allen Ebenen genau zu bestimmen und den günstigsten Zugangsbereich anzugeben, erleichtert die Punktion beträchtlich und verhindert Fehlpunktionen mit ihren Folgen. Dies gilt besonders für adipöse Patienten mit tiefliegender Fistel.

Obwohl die sonographischen Normalbefunde in unserem Patientengut nur selten durch ein zweites Verfahren abgesichert sind, glauben wir an die Korrektheit der Duplexergebnisse, da sie retrospektiv erst dann als richtig akzeptiert wurden, wenn sie über mindestens 2 Monate im Einklang mit dem klinischen Verlauf standen. Verlaufsbeobachtungen sind vor allem auch dann von Bedeutung, wenn z. B. stenotische Abschnitte gefunden werden, das Durchflußvolumen aber (noch) nicht erniedrigt ist. Eine solche Befundkonstellation ist nach Literaturangaben häufig [66, 83] und kam auch in unserem Patientengut oft vor (s. 7.3.2).

Die Diagnose der frischen *Shuntthrombose* sollte bei korrekter Untersuchungstechnik sicher möglich sein. Dies zeigen auch Untersuchungen von Landwehr und Middleton, wobei allerdings die farbkodierte Duplexsonographie verwendet wurde [54, 59]. Entscheidend ist vor allem bei echoarmen frischen Thrombosen das Dopplerspektrum, das keinen Fluß zeigt; andererseits schließt ein normales Spektrum bei intraluminären Artefakten einen Verschluß der Fistel aus. Im eigenen Patientengut geht die einzige übersehene Thrombose zu Lasten eines Untersuchungsfehlers, nicht der Methode.

Auch die Diagnose von *Aneurysmen* war in unserem Patientengut in Übereinstimmung mit Literaturangaben duplexsonographisch sicher möglich [42, 44, 54, 59, 85]. So erlaubt die Methode bei umschriebenen Schwellungen im Shuntbereich vor allem eine Aussage bezüglich des Zusammenhangs mit der Fistel. Bei diffusen Schwellungen der Extremität kann in erster Linie die Integrität des Shunts nachgewiesen werden. Die mehrfach beobachteten Echomusterveränderungen des subkutanen Fettgewebes, wohl Ausdruck eines Ödems, sind aber unserer Erfahrung nach unspezifisch. Eine Differenzierung zwischen entzündlich oder nichtentzündlich bedingter Schwellung ist daher nicht zu treffen. Auch in der uns zugänglichen Literatur liegen dazu keine Angaben vor.

Ein *Stealsyndrom*, das häufig vorhanden ist, klinisch aber selten Symptome hervorruft, kann duplexsonographisch gut diagnostiziert werden, da sich der retrograde Fluß in der distalen A. radialis leicht nachweisen läßt. Angiographisch ist dazu die Punktion der A. brachialis nötig. Andererseits besteht bei antegradem Fluß in der distalen A. radialis der dringende Verdacht auf einen Verschluß des venösen Shuntschenkels [12, 19, 54, 59]. Auch bei den von uns untersuchten Patienten fanden sich nur wenige mit einem symptomatischen Stealsyndrom.

Eine *Herzinsuffizienz* durch die arteriovenöse Fistel tritt nach übereinstimmenden Literaturangaben eher selten auf, ein vorgeschädigtes Myokard ist offenbar dafür Voraussetzung [13, 16, 27, 46]. Das wesentlich häufigere klinische Problem stellt ein zu niedriger Fluß dar, der die Funktion der Fistel beeinträchtigt und ein Thromboserisiko bedeutet. Lediglich von einer Arbeitsgruppe wurden gehäuft hohe Shuntvolumina angegeben, die zum Teil oder ausschließlich eine Herzinsuffizienz verursachten [28, 76]. Hohe Volumina (durchschnittlich 1600 ml/min) in aneurysmatisch erweiterten Brescia-Cimino-Fisteln, die aber nicht zu kardialen Problemen führten, wurden bereits von Göthlin [31] beschrieben (Farbstoffverdünnungsmethode). In unserer Serie wurde nur ein Patient mit Herzinsuffizienz und einem Volumen > 1000 ml/min gefunden (alte, aneurysmatisch erweiterte Brescia-Cimino-Fistel), dessen

Herzinsuffizienz sich nach Neuanlage besserte. Die Duplexsonographie vermag hier rasch einen wichtigen differentialdiagnostischen Beitrag zu liefern [28, 76].

Eigene *Untersuchungen* an Patienten mit gut funktionierenden Fisteln jeweils *vor und nach der Dialyse* zeigten, daß die Durchflußvolumina, Durchmesser und TAV nach der Dialyse abnahmen, wobei in der kleinen Patientengruppe eine Signifikanzprüfung nicht sinnvoll schien. Wir glauben aber, daß orientierende quantitative Untersuchungen auch nach der Dialyse vertretbar sind, vorausgesetzt, die gesamte Fistel kann beurteilt werden (cave Punktionsbereiche, Kompressionsverbände!). Andererseits lehnten Riedhammer et al. prospektive Dopplerunteruntersuchungen bei einem Gewicht über 5% des üblichen Trockengewichts ab, wobei Bestimmungen des Durchflußvolumens nicht erfolgten [70]. Von einer anderen Arbeitsgruppe wurde an Fisteln, die nach der Dialyse untersucht worden waren, ein querovaler Gefäßquerschnitt beobachtet und ein Zusammenhang mit der vorangegangenen Therapie vermutet (Volumensverminderung) [76].

Eine *erfolgreiche Nierentransplantation* führt häufig zur Shuntthrombose. Mehrere Faktoren werden als Ursache angeführt: Korrektur der Anämie, Normalisierung der Gerinnungsparameter, erhöhte Viskosität des Blutes und Abnahme des Herzminutenvolumens [47, 68]. Der Einfluß der Fistelanatomie wurde unseres Wissens nach in diesem Zusammenhang bisher nicht beschrieben. Immerhin fiel in der von uns untersuchten Patientengruppe mit funktionierenden Nierentransplantaten auf, daß Fisteln mit Stenosen thrombosierten, hingegen Shunts mit weitgehend normaler Morphologie oder mit Aneurysmen, jedenfalls aber mit normalem oder hohem Durchflußvolumen auch mehrere Jahre nach der Transplantation noch offen waren. Wenn auch diese Beobachtungen an einer kleinen Patientenzahl gemacht wurden, glauben wir trotzdem einen Hinweis dafür zu haben, daß neben den schon erwähnten Faktoren auch die Anatomie der Fistel für ihre weitere Funktionsfähigkeit eine Rolle spielt.

8.5 Zusammenfassung und Empfehlungen

Es wurde versucht, die Möglichkeiten der Duplexsonographie bei der nichtinvasiven Beurteilung von Hämodialyseshunts und ihrer verschiedenen Komplikationen darzustellen. Abschließend seien die wichtigsten Punkte zur Untersuchungstechnik, zum diagnostischen Wert, sowie zu Vor- und Nachteilen der Methode noch einmal zusammengefaßt. Sie haben auch für die farbkodierte Duplexsonographie Gültigkeit, die zwar Vorteile wie Zeitgewinn, Vereinfachung oder rasche Übersicht bringt, aber nicht alle Nachteile kompensieren kann.

Die Duplexsonographie sollte als erstes bildgebendes Verfahren durchgeführt werden, wenn Probleme am Gefäßzugang auftauchen oder wenn die Frage relevant wird, ob die Fistel normal funktioniert, zuviel oder zuwenig

Fluß aufweist. Die wesentlichen Vorteile der Methode bestehen darin, daß sie nichtinvasiv und beliebig wiederholbar ist, kein Kontrastmittel benötigt, und auch am Krankenbett (in einer Dialysestation) durchgeführt werden kann. Morphologie und Funktion der Fistel lassen sich durch eine Untersuchung beurteilen.

Die Duplexsonographie erfordert Sorgfalt; ohne Hast müssen alle Segmente der Fistel im B-Bild und dopplersonographisch evaluiert werden. Behindernde Verbände sollten entfernt werden, um keinen Abschnitt unbeurteilt zu lassen.

Volumenbestimmungen sind voll integrierte Untersuchungsbestandteile. Eine ausführliche Dokumentation, die auch Skizzen der Gefäßsituation beinhalten sollte, ist die Voraussetzung für Verlaufsbeobachtungen und eine enge, erfolgreiche Zusammenarbeit zwischen Ultraschalluntersucher, Nephrologen, Gefäßchirurgen und Dialysepersonal. Grundsätzlich erschiene es sinnvoll, wenn, je nach Fragestellung, Gefäßchirurgen oder Pflegepersonal bei der Untersuchung anwesend sein könnten. Eine Zeitspanne von 20–30 min für eine ausführliche Untersuchung mit Flußmessungen muß als realistisch angesehen werden. Wie bei jeder anderen Ultraschalluntersuchung ist auch bei der Duplexsonographie die Befundqualität von der Erfahrung des Untersuchers abhängig.

Wenn die Diagnose von Thrombosen, Stenosen, Aneurysmen und pathologischem Fistelfluß mit der Klinik in Einklang steht; so ist es unserer Erfahrung nach möglich, die Patienten direkt zur Therapie (Revision, PTA, Neuanlage, lokale Lyse) zu überweisen. Der Erfolg dieser Maßnahmen kann wieder sonographisch einfach kontrolliert werden.

Eine Angiographie ist hingegen indiziert, wenn die Duplexsonographie ein unsicheres Ergebnis liefert und wenn der Ultraschallbefund die klinische Symptomatik nicht klären kann; weiterhin bei Verdacht auf Stenosen, die direkt an der Anastomose, hintereinander oder an proximalen Venen liegen, aber auch bei ausgeprägter Kollateralenbildung und damit unübersichtlichem Gefäßverlauf. Bei der Diagnostik der zuletzt erwähnten Probleme verfügt die Duplexsonographie nicht immer über die erforderliche und gewünschte Aussagekraft. Ein gewichtiges Argument für die Angiographie über die liegende Dialysenadel ist die Möglichkeit, in der gleichen Sitzung eine PTA oder lokale Lyse durchführen zu können.

Die Duplexsonographie wird die Angiographie nicht völlig ersetzen können, dies soll auch nicht das Anliegen dieser Arbeit sein. Unsere Erfahrung an einer großen Patientenzahl zeigt aber in Übereinstimmung mit der Literatur ganz klar, daß die Duplexsonographie ein verläßliches diagnostisches Verfahren darstellt. Es ist hervorragend geeignet, Dialyseshunts nichtinvasiv zu beurteilen und zu überwachen. Bei Problemen am Gefäßzugang ermöglicht diese Methode in der Mehrzahl der Fälle ebenfalls nichtinvasiv eine rasche und sichere Diagnostik und die Indikationsstellung für weitere therapeutische Maßnahmen.

Farbtafeln

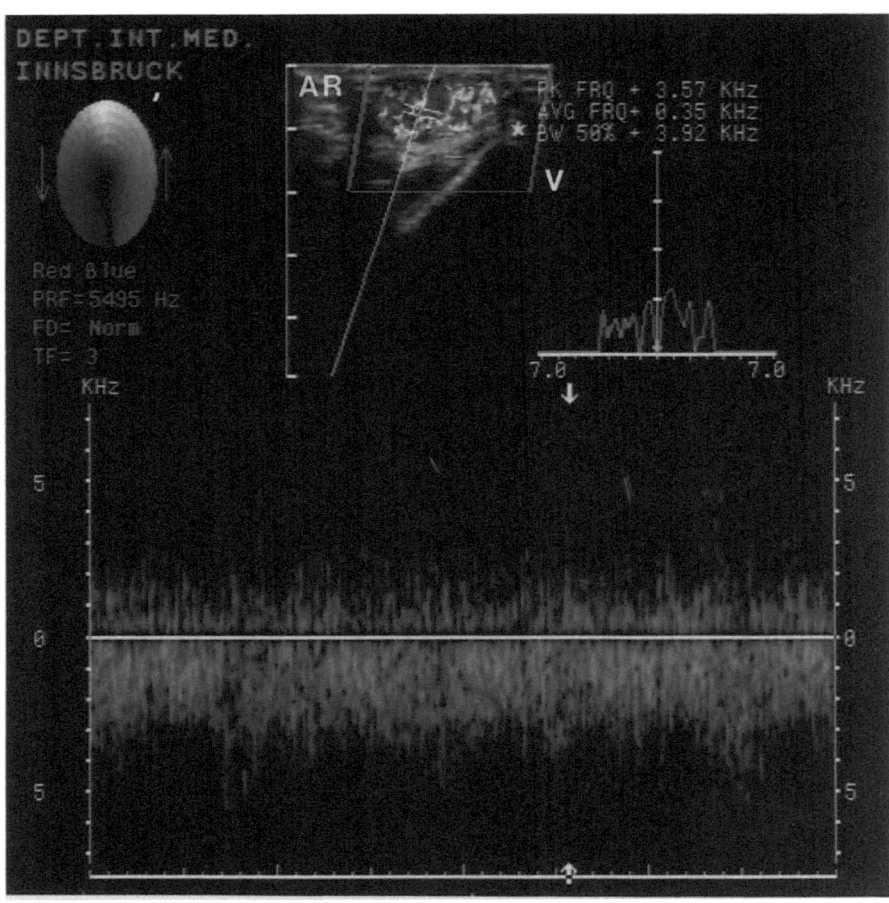

Abb. 19. a Anastomose einer älteren Brescia-Cimino-Fistel im Querschnitt. Links ist die erweiterte A. radialis (*AR*), rechts der venöse Schenkel (*V*) zu erkennen. Erhöhte Fließgeschwindigkeiten und turbulenter Fluß an der Anastomose werden durch helles Rot und Blau angezeigt, Aliasing durch weiße Areale. Das Dopplerspektrum zeigt im Meßbereich Frequenzen bis 5 kHz sowie Fluß in verschiedenen Richtungen.

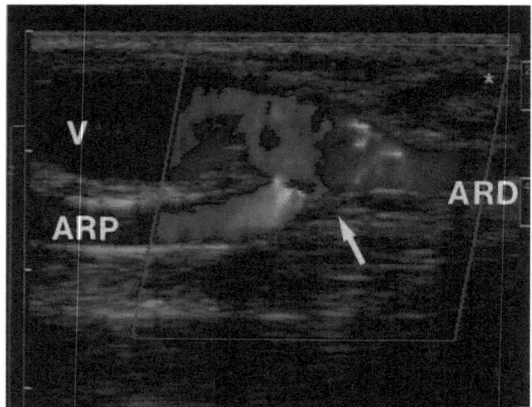

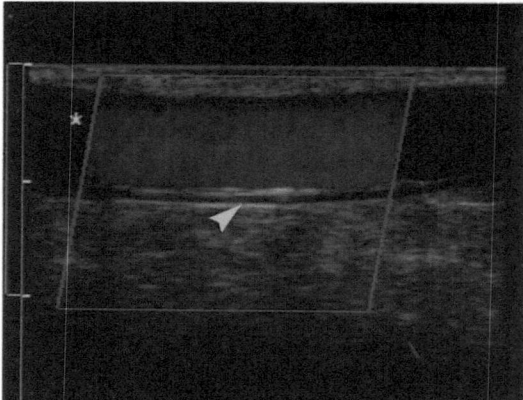

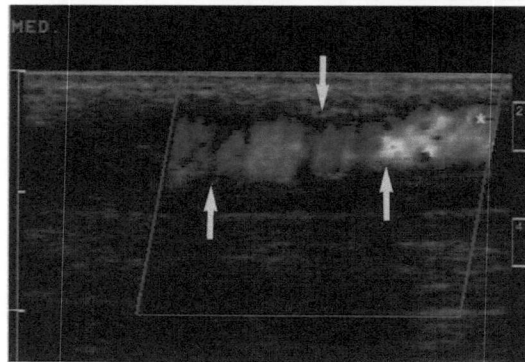

Abb. 19. b Anastomose einer 2 Jahre alten Brescia-Cimino-Fistel mit leichter Dilatation des venösen Schenkels (*V*) nach der Anastomose (→). Die verschiedenen Flußrichtungen in der proximalen A. radialis (*ARP, rot*) und der distalen A. radialis (*ARD, blau*) können sofort festgestellt werden. Unmittelbar an der Anastomose weisen helles Rot und Weiß auf höhere Geschwindigkeiten und Aliasing hin; im venösen, erweiterten Schenkel ist der Fluß turbulent (*rot und blau*). Der Informationsgewinn durch die Farbkodierung fällt im Vergleich mit der linken Bildhälfte besonders auf. **c** Älterer, gut funktionierender Kunststoffshunt (PTFE). Außerhalb der Punktionsareale ist die Gefäßwand glatt und als Doppelkontur zu erkennen (▸); der Fluß weist keine Turbulenzen auf, wie an der homogen blauen Farbe zu sehen ist. **d** Älterer, gut funktionierender Kunststoffshunt (PTFE). Im Gegensatz zu Abb. 19c sind im Punktionsareal im B-Bild Wandunregelmäßigkeiten und Lumeneinengungen zu erkennen (→); sie werden durch die Farbkodierung des fließenden Blutes noch deutlicher gemacht (Füllungsdefekte). Wie an den Farbveränderungen (*helleres Rot, weiße Areale*) zu sehen ist, nimmt die Fließgeschwindigkeit in diesem Abschnitt zu

Farbtafeln

Abb. 19. e Wandständige Thromben (→) im Punktionsbereich einer Brescia-Cimino-Fistel, die hier auch leicht erweitert ist. Der Blutfluß erscheint nicht wesentlich gestört, der Farbfüllungsdefekt (▶) weist auf sehr echoarme Thromben hin, die im B-Bild allein nicht erkennbar waren, oder auf sehr langsamen Fluß. **f** Stenose im venösen Schenkel einer Brescia-Cimino-Fistel. Die Engstelle ist im B-Bild gut zu sehen (→); vor der Stenose ist der Fluß normal (*blau, rechts im Bild*), an der Stenose und distal davon erkennt man Weiß, Rot und Blau als Ausdruck der erhöhten Geschwindigkeit (Aliasing) und des gestörten, turbulenten Flusses. Das Dopplerspektrum war pathologisch. **g** Großes Aneurysma verum einer älteren Brescia-Cimino-Fistel im Querschnitt. Im Aneurysma (*A*) findet man Vorwärts- und vor allem wandnah Rückwärtsfluß (*rot*). In der typisch erweiterten A. radialis (*AR*) ist der Fluß nicht völlig laminär (*blaue Farbbezirke*), die Fließgeschwindigkeit jedoch höher als im Aneurysma (*helleres Rot*)

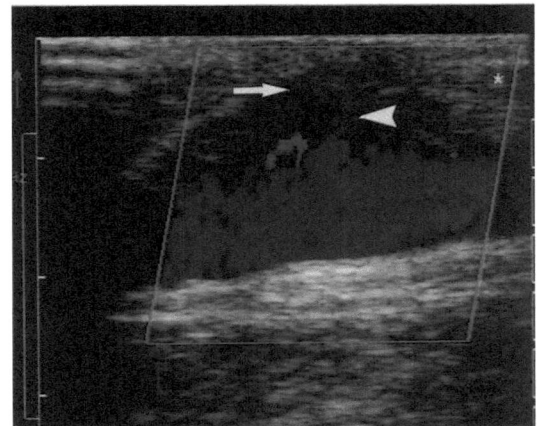

e

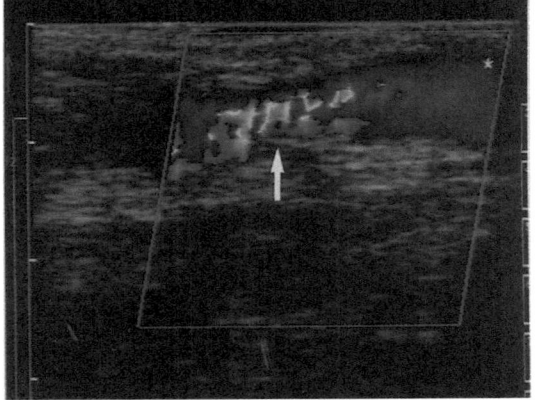

f

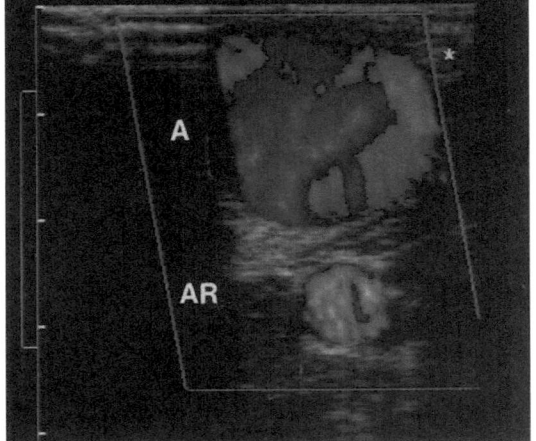

g

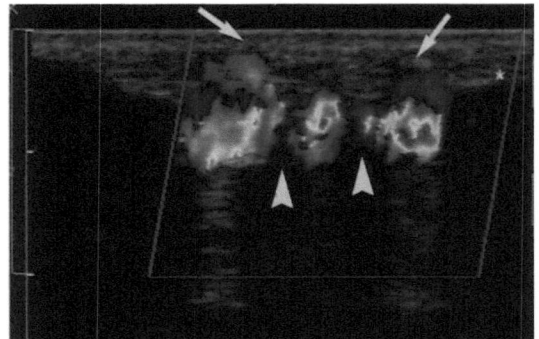
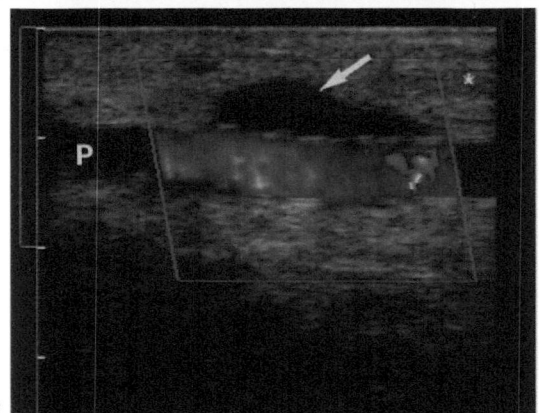
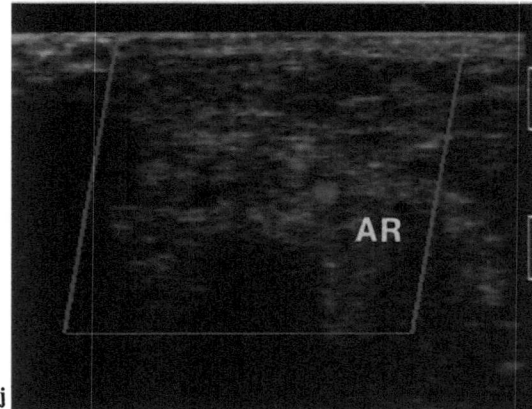

Abb. 19. h Pseudoaneurysmen und Plaques an einer älteren PTFE-Prothese in einem Bereich, in dem häufig punktiert wird. An der ventralen Gefäßwand sieht man mit Farbe gefüllte Aussakkungen, Pseudoaneurysmen entsprechend (→). Die dorsale Gefäßwand weist Plaques auf, die das Lumen teilweise einengen (▶) und einen Schallschatten hervorrufen. Wie die verschiedenen Farben zeigen, ist der Fluß in diesem Bereich deutlich gestört und turbulent, die Fließgeschwindigkeit erhöht. **i** Echoarme Raumforderung, einer neu angelegten PTFE-Prothese (*P*) direkt benachbart (→). Ein Zusammenhang mit der Prothese kann ausgeschlossen werden, da keine Farbe angezeigt wird. Das Dopplerspektrum weist ebenfalls keinen Fluß auf. Differentialdiagnostisch muß ein Hämatom oder Serom erwogen werden, da Entzündungszeichen fehlen. **j** Zarte A. radialis (*AR*) im Querschnitt. Die 2 Wochen alte Fistel hat sich wahrscheinlich wegen primär schlechter Venen nicht entsprechend entwickelt, die anastomosierte Vene thrombosierte. Die farbkodierte Darstellung erleichtert das Auffinden der sehr zarten A. radialis; siehe dazu die Weite der Arterie in Abb. 19a, b, g

Literatur

1. Ahmad S, Blagg CR, Sribner BH (1988) Center and home chronic hemodialysis. In: Schrier RW, Gottschalk CW (eds) Diseases of the kidney, 4th edn. Little, Brown, Boston, pp 3281–3322
2. Anderson CB, Etheredge EE, Harter HR, Graff RJ, Codd JE, Newton WT (1977) Local blood flow characteristics of arteriovenous fistulas in the forearm for dialysis. Surg Gynecol Obstet 144:531–533
3. Anderson CB, Gilula LA, Harter HR, Etheredge EE (1978) Venous angiography and the surgical management of subcutaneous hemodialysis fistulas. Ann Surg 187/2:194–204
4. Arbeille Ph, Pengloan J, Plais JF, Peneau M, Pejot Cl, Fleury G, Pourcelot L (1984) Mesure transcutanée du débit dans les fistules artério-veineuses d'hémodialyse par échographie-Doppler. J Mal Vasc 9:267–271
5. Baldus M, Brass H (1990) Erythropoietin – ein neues Prinzip in der Behandlung der renalen Anämie. Nieren Hochdruckkrankheiten 19/5:170–177
6. Bärlin E, Friedewald D, Seitz K, Schneider H, Rettenmaier G (1986) Blutflußmessungen mit der Duplexsonographie an Cimino-Fisteln. In: Otto RC, Schnaars P (Hrsg) Ultraschalldiagnostik 85. Thieme, Stuttgart, S 684–685
7. Barnes RW (1978) Noninvasive assessment of arteriovenous fistula. Angiology 29:691–704
8. Bergmann H jr, Brücke P, Gross C (1982) Nichtinvasive Flowmessung bei Cimino-Shunts mittels Ultraschall. Wien Med Wochenschr 11:245–247
9. Bouthier JD, Levenson JA, Simon AC, Bariety JM, Bourquelot PE, Safar ME (1983) A noninvasive determination of fistula blood flow in dialysis patients. Artif Organs 7/4:404–409
10. Braun B, Günther R, Schwerk WB (1989) Ultraschalldiagnostik, Lehrbuch und Atlas, 7. Aufl. Ecomed, München
11. Brescia MJ, Cimino JE, Appel K, Hurwich BJ (1966) Chronic hemodialysis using venipuncture and a surgically created arteriovenous fistula. N Engl J Med 275:1089–1092
12. Bussel JA, Abbott JA, Lim RC (1971) A radial steal syndrome with arteriovenous fistula for hemodialysis. Ann Intern Med 75:387–394
13. Butt KMH (1983) Angioacess. In: Drukker W, Parsons FM, Maher JF (eds) Replacement of renal function by dialysis, 2nd edn. Martinus Nijhoff, Boston, pp 171–185
14. Castro LA (1986) Permanente Gefäßzugänge für die Dauerdialysebehandlung. In: Wetzels E, Colombi A, Dittrich P, Gurland HJ, Kessel M, Klinkmann H (Hrsg) Hämodialyse, Peritonealdialyse, Membranplasmapherese und verwandte Verfahren. Springer, Berlin Heidelberg New York Tokyo, S 157–183
15. Combined report on regular dialysis and transplantation in Europe, XIX, 1988. Nephrol Dial Transplant 1989, 4 [Suppl 4]:5–29
16. Comty CM, Shapiro FL (1983) Cardiac complications of regular dialysis therapy. In: Drukker W, Parsons FM, Maher JF (eds) Replacement of renal function by dialysis, 2nd edn. Martinus Nijhoff, Boston, pp 595–610
17. Consensus Conference (1990) The value of Doppler US in the study of hepatic hemodynamics. J Hepatol 10:353–355
18. Dubois N, Fievet E, Fievet P et al. (1984) Surveillance des fistules artério-veineuses thérapeutiques chez des hémodialysés chroniques. Intérêt de l'examen au Doppler continu couplé à l'examen échotomographique en temps réel. J Mal Vasc 9:211–214

19. Duncan H, Ferguson L, Faris I (1986) Incidence of the radial steal syndrome in patients with Brescia fistula for hemodialysis: its clinical significance. J Vasc Surg 4/2:144–147
20. Eik-Nes SH, Marsál K, Kristoffersen K, Vernersson E (1981) Noninvasive Messung des fetalen Blutstromes mittels Ultraschall. Ultraschall 2:226–231
21. Elfström J, Thomsen M (1981) The prognostic value of blood-flow measurements during construction of arteriovenous fistulae. Scand J Urol Nephrol 15:323–326
22. Etheredge EE, Haid SD, Maeser MN, Sicard GA, Anderson CB (1983) Salvage operations for malfunctioning polytetrafluoroethylene hemodialysis access grafts. Surgery 94/3:464–470
23. Fehske W (1988) Praxis der konventionellen und farbcodierten Doppler-Echokardiographie. Huber, Bern
24. Fendel H, Sohn C (1989) Dopplersonographie in der Geburtshilfe. Springer, Berlin Heidelberg New York London Paris Tokyo
25. Forsberg L, Tylen U, Olin T, Lindstedt E (1980) Quantitative flow estimations of arteriovenous fistulas with Doppler and dye-dilution techniques. Acta Radiol Diagn 21:465–468
26. Forsberg L, Holmin T, Lindstedt E (1980) Quantitative Doppler and ultrasound measurements in surgically performed arteriovenous fistulas of the arm. Acta Radiol Diagn 21:769–772
27. Franz HE, Bundschu D, Sprenger KBG (1988) Hämodialyseverfahren. In: Sarre H, Gessler U, Seybold D (Hrsg) Nierenkrankheiten. Thieme, Stuttgart, S 731–758
28. Friedewald D (1986) Dopplersonographische Flußmessungen in Ciminofisteln bei Dialyse-Patienten. Med Dissertation, Universität Tübingen
29. Gmelin E, Fricke L, Borgis KJ, Hoyer J (1986) Erste Erfahrungen mit der PTA von Hämodialyseshunts. ROFO 144/1:36–39
30. Gmelin E, Arlart IP (1987) Digitale Subtraktionsangiographie. Thieme, Stuttgart
31. Göthlin J, Lindstedt E, Olin T (1977) A dye-dilution method for the determination of blood flow in Cimino-Brescia arteriovenous fistulae. Invest Urol 15/2:167–168
32. Graf HP, Billmann P, Klosa W, Beck A, Schillinger H (1986) Blutflußmessungen bei Cimino-Shunts mittels der Ultraschall-Doppler-Methode. In: Otto RC, Schnaars P (Hrsg) Ultraschalldiagnostik 85. Thieme, Stuttgart, S 682–683
33. Grivet V, Valle G, Lupo F, Ghezzi PM (1985) Ultrasonography in arteriovenous fistulas. Dialysis Transpl Intern 14/6:322K–322M
34. Haimov H, Giron F, Jacobson JH (1979) The expanded polytetrafluoroethylene graft. Three years' experience with 362 grafts. Arch Surg 114:673–677
35. Haimov M, Burrows L, Schanzer H, Neff M, Baez A, Kwun K, Slifkin R (1980) Experience with arterial substitutes in the construction of vascular access for hemodialysis. J Cardiovasc Surg 21:149–154
36. Hennerici M, Neuerburg-Heusler D (1988) Gefäßdiagnostik mit Ultraschall. Thieme, Stuttgart
37. Hunter DW, Castaneda-Zuniga WR, Coleman CC, Young AT, Salomonowitz E, Mercado S, Amplatz K (1984) Failing arteriovenous dialysis fistulas: evaluation and treatment. Radiology 152:631–635
38. Hunter DW, So SK (1987) Dialysis access: radiographic evaluation and management. Radiol Clin North Am 25/2:249–260
39. Jenkins AMcL, Buist TAS, Glover SD (1980) Medium-term follow-up of forty autogenous vein and forty polytetrafluoroethylene (Gore-Tex) grafts for vascular access. Surgery 88/5:667–672
40. Karnahl HM, Konner K, Hoeffken W (1982) Transvenous serial xeroradiography. Unproblematical examination of arteriovenous fistulae for long-term dialysis. Diagn Imaging 51:57–61
41. Kathrein H, König P, Dittrich P, Judmaier G (1987) Beurteilung von Cimino- und Kunststoff-Shunts mit der Duplexsonographie. Ultraschall Klin Prax [Suppl 1]:62
42. Kathrein H, König P, Dittrich P, Judmaier G (1988) Nichtinvasive Beurteilung von Cimino-Brescia-Fisteln und PTFE-Shunts mit der Duplexsonographie. VASA [Suppl] 26:39–41

43. Kathrein H, König P, Judmaier G (1988) Evaluation of arteriovenous fistulas with duplexsonography. J Ultrasound Med 7/10 [Suppl]:S247
44. Kathrein H, König P, Weimann S, Judmaier G, Dittrich P (1989) Nicht-invasive morphologische und funktionelle Beurteilung arteriovenöser Fisteln von Dialysepatienten mit der Duplexsonographie. Ultraschall 10:33–40
45. Kemkes BM (1983) Shunt-Fibel: Technische Anleitungen für Gefäßchirurgen und Nephrologen, 2. Aufl. Bibliomed, Melsungen
46. Kim KE, Swartz C (1988) Cardiovascular complications of end-stage renal disease. In: Schrier RW, Gottschalk CW (eds) Diseases of the kidney, 4th edn. Little, Brown, Boston, pp 3093–3126
47. Kinnaert P, Vereerstraeten P, Toussaint C, van Geertruyden J (1977) Nine years experience with internal arteriovenous fistulas for haemodialysis: a study of some factors influencing the results. Br J Surg 64:242–246
48. Kjellstrand CM (1978) The Achilles' heel of the hemodialysis patient. Arch Intern Med 138:1063–1064
49. Koppensteiner R, Stockenhuber F, Jahn C, Balcke P, Minar E, Ehringer H (1990) Changes in determinants of blood rheology during treatment with haemodialysis and recombinant human erythropoietin. Br Med J 300:1626–1627
50. Kottle SP, Gonzalez AC, Macon EJ, Fellner SK (1978) Ultrasonographic evaluation of vascular access complications. Radiology 129:751–754
51. Kriessmann A, Bollinger A, Keller HM (Hrsg) (1990) Praxis der Doppler-Sonographie, 2. Aufl. Thieme, Stuttgart New York
52. Lackner K, Dölken W, Eichelkraut W, Hahn N (1986) Messung der absoluten intravasalen Strömungsgeschwindigkeit mit der digitalen Subtraktionsangiographie. ROFO 144/1:25–29
53. Landwehr P, Dölken W, Lackner K (1989) In-vitro-Messung des intravasalen Blutflusses mit der Farb-Doppler-Sonographie. ROFO 150/2:192–197
54. Landwehr P, Tschammler A, Schaefer RM, Lackner K (1990) Wertigkeit der farbkodierten Duplexsonographie des Dialyseshunts. ROFO 153/2:185–191
55. Marhold W, Leodolter S (1989) Perinatale Doppler-Ultraschall-Diagnostik. Eine praxisnahe Darstellung (Martius G (Hrsg) Bücherei des Frauenarztes, Bd 32). Enke, Stuttgart
56. Marosi L, Ehringer H, Minar E, Hirschl M, Pollak C, Schöfl R, Ahmadi RA (1986) Morphologie und Funktion von Brescia-Cimino-Shunts. In: Otto RC, Schnaars P (Hrsg) Ultraschalldiagnostik 85. Thieme, Stuttgart, S 686–687
57. Marshall M (1990) Die Duplex-Sonographie bei phlebologischen Fragestellungen in Praxis und Klinik. Anmerkungen zur Indikationsstellung und Durchführung. Ultraschall Klin Prax 5:51–56
58. Merrit CRB (1987) Doppler color flow imaging. J Clin Ultrasound 15:591–597
59. Middleton WD, Picus DD, Marx MV, Melson GL (1989) Color Doppler sonography of hemodialysis vascular access: comparison with angiography. AJR 152:633–639
60. Moran MR, Rodriguez JMR, Boyero MR, Enriquez AA, Morin AI (1985) Flow of dialysis fistulas. Noninvasive study performed with standard Doppler equipment. Nephron 40:63–66
61. Mueller SC, v. Wallenberg-Pachaly H, Voges GE, Schild HH (1990) Comparison of selective internal iliac pharmaco-angiography, penile brachial index and duplex sonography with pulsed Doppler analysis for the evaluation of vasculogenic (arteriogenic) impotence. J Urol 143:928–932
62. Munda R, First MR, Alexander JW, Linnemann CC, Fidler JP, Kittur D (1983) Polytetrafluoroethylene graft survival in hemodialysis. JAMA 249/2:219–222
63. O'Regan S, Lemaitre P, Kaye M (1978) Hemodynamic studies in patients with expanded polytetrafluoroethylene (PTFE) forearm grafts. Clin Nephrol 10/3:96–100
64. Palder SB, Kirkman RL, Whittemore AD, Hakim RM, Lazarus JM, Tilney NL (1985) Vascular access for hemodialysis. Patency rates and results of revision. Ann Surg 202/2:235–239
65. Pearlmann AS (1990) The use of Doppler in the evaluation of cardiac disorders and

function. In: Hurst JW, Schlant RC, Rackley CE, Sonnenblick EH, Wenger NK (eds) The heart, arteries and veins, 7th edn. McGraw-Hill, New York, pp 2039–2063
66. Pieterman H, Tordoir JHM (1986) Non-invasive evaluation of prosthetic dialysis shunts in asymptomatic patients. ROFO 145/5:541–546
67. Raju S (1987) PTFE grafts for hemodialysis access. Techniques for insertion and management of complications. Ann Surg 206/5:666–673
68. Reilly DT, Wood RFM, Bell PRF (1982) Prospective study of dialysis fistulas: problem patients and their treatment. Br J Surg 69:549–553
69. von Reutern GM, Büdingen HJ (1989) Ultraschalldiagnostik der hirnversorgenden Arterien. Thieme, Stuttgart New York
70. Riedhammer HH, Weise A (1988) Die dopplersonographische Beurteilung der Thrombosegefährdung bei arteriovenösen Fisteln. Nieren Hochdruckkrankheiten 17/3:85–92
71. Rittgers SE, Garcia-Valdez C, McCormick JT, Posner MP (1986) Non-invasive blood flow measurements in expanded polytetrafluoroethylene grafts for hemodialysis access. J Vasc Surg 3:635–642
72. Sabanayagam P, Schwartz AB, Soricelli RR, Lyons P, Chinitz J (1980) A comparative study of 402 bovine heterografts and 225 reinforced expanded PTFE grafts as AVF in the ESRD patient. Trans Am Soc Artif Intern Organs 26:88–91
73. Scheible W, Skram C, Leopold GR (1980) High resolution real-time sonography of hemodialysis vascular access complications. AJR 134:1173–1176
74. Schumacher KA, Wallner B, Weidenmaier W, Friedrich JM (1989) Shuntferne venöse Okklusionen als Störungsfaktoren bei der Hämodialyse. ROFO 150/2:198–201
75. Scribner BH (1982) Circulatory access – still a major concern. Proc EDTA 19:95–98
76. Seitz K, Kubale R (1988) Duplexsonographie der abdominellen und retroperitonealen Gefäße. Edition Medizin VCH, Weinheim
77. Sieberth HG (1987) Erkrankungen der Niere. In: Gross R, Schölmerich P, Gerok W (Hrsg) Lehrbuch der Inneren Medizin. Schattauer, Stuttgart, S 911–954
78. Stephenson HE, Lichti EL (1971) The Doppler ultrasonic flowmeter in the management of the dialysis arteriovenous fistula. Arch Surg 103:774
79. Taylor KJW, Burns PN, Wells PNT (eds) (1988) Clinical applications of Doppler ultrasound. Raven, New York
80. Tellis VA, Kohlberg WI, Bhat DJ, Driscoll B, Veith FJ (1979) Expanded polytetrafluoroethylene graft fistula for chronic hemodialysis. Ann Surg 189/1:101–105
81. Thomsen MB, Stenport G (1985) Evaluation of clinical examination preceding surgical treatment of AV-fistula problems. Acta Chir Scand 151:133–137
82. Tordoir JHM, van Baalen JM, Haeck LBA (1984) Doppler ultrasound diagnosis of complications of polytetrafluoroethylene (PTFE) graft shunts. Netherlands J Surg 36/2:42–44
83. Tordoir JHM, de Bruin HG, Hoeneveld H, Eikelboom BC, Kitslaar PJ (1989) Duplex ultrasound scanning in the assessment of arteriovenous fistulas created for hemodialysis access: comparison with digital subtraction angiography. J Vasc Surg 10:122–128
84. Vorwerk D, Günther RW, Bohndorf K, Asgarzadeh A, Borchers K (1988) Farbkodierte Duplexsonographie (Angiodynographie) in der Beurteilung arteriovenöser Shunts. ROFO 148/3:256–268
85. Weber M, Kuhn FP, Quintes W, Keidl E, Köhler H (1984) Sonography of arteriovenous fistulae in hemodialysis patients. Clin Nephrol 22/5:258–261
86. Wetzner SM, Kiser LC, Bezreh JS (1984) Duplex ultrasound imaging: vascular applications. Radiology 150:507–514
87. Winearls CG, Oliver DO, Pippard MJ, Reid C, Downing MR, Cotes PM (1986) Effect of human erythropoietin derived from recombinant DNA on the anaemia of patients maintained by chronic haemodialysis. Lancet 2:1175–1178
88. Young AT, Hunter DW, Castaneda-Zuniga WR, So SKS, Mercado S, Cardella JF, Amplatz K (1985) Thrombosed synthetic hemodialysis access fistulas: Failure of fibrinolytic therapy. Radiology 154:639–642
89. Zwicker C, Langer M, Huben H, Pustelnik A, Fiegler W, Felix R (1987) Duplexsonographie von Hämodialyseshunts. Angio 9:47–52

Sachverzeichnis

Abszeß 43
Anamnese 14
Anastomosen
  B-Bild 22, 26–27
  Dopplerspektrum 23–24, 28
Aneurysma falsum
  siehe Pseudoaneurysma
Aneurysma verum 39–43, 70
  Differentialdiagnose 43
  Duplexbefund 43
  Farbkodierte Duplexsonographie 75
  Meßprobleme 39–40
  Symptome 43
  Ursachen 39
Angiographie 15, 63–64
A. radialis
  Veränderungen durch Shuntanlage 22, 23, 28

B-Bild-Sonographie 16, 64
Beurteilungskriterien 21
Brescia-Cimino-Shunt (-Fistel)
  Beschreibung 10–11
  Duplexsonographischer Normalbefund 22–26
  Durchflußvolumen 24–26, 52–56
  Flußparameter 24–26, 52–56
  Komplikationen 29–45

Dialyseshunt
  Brescia-Cimino-Shunt 10–11
  Duplexsonographische Normalbefunde 22–28, 52
  Entwicklung nach Anlage 55, 60, 67–68
  Grundsätzliche Überlegungen 9
  Komplikationen 13, 29–45
  Kunststoffshunt 11–12
  Operationstechnik 10–11
  Rationelle Diagnostik 71–72
  Untersuchungsmethoden 14–16
  Veneninterponat 11
Doppler shift 3, 21
  an Stenosen 35, 36, 68–69
Dopplersonographie 15, 64
DSA
  siehe Angiographie

Duplexsonographie
  Allgemeines 4–7, 16
  Anwendungsgebiete 4–7
  Beurteilungskriterien des Dialyseshunts 21
  Kritische Wertung 59, 64–65
  Physikalisch-technische Grundlagen 3–4
Durchflußvolumen
  Bestimmungsmethoden 14–16, 66
  Duplexsonographische Bestimmung 66
  Einfluß der Dialyse 55, 61, 71
  Meßprobleme 66
  Normalwerte 26, 28, 52–56, 67
  und Shuntalter 55, 60, 67–68
  bei Stenosen 55, 56–57, 68–69
  bei ungenügender Shuntentwicklung 56

Farbkodierte Duplexsonographie
  Allgemeines 4, 16
  Fallbeispiele 73–76
  Kritische Wertung 65–66
Fließgeschwindigkeiten
  enddiastolische 21, 35, 52, 53, 56
  an Stenosen 35, 55, 57, 69
  systolische 21, 35, 52, 53, 56
  time average velocity (TAV) 52, 53, 56
Fistel
  siehe Dialyseshunt

Gefäßimplantate
  siehe Kunststoffshunts und Venentransplantate
Gefäßzugang
  siehe Dialyseshunt

Hämatom 42, 43
Herzinsuffizienz 45, 70–71

Innere arteriovenöse Fistel
  siehe Brescia-Cimino-Shunt (-Fistel)

Klinische Untersuchung 14
  (Inspektion, Auskultation, Palpation)
Kunststoffshunts (PTFE)
  Beschreibung 11–12

Kunststoffshunts (PTFE)
  Duplexsonographischer Normalbefund 26–28
  Durchflußvolumen 28, 52–56
  Flußparameter 52–56
  Komplikationen 29–45

Lokale Lysetherapie 15

Nierentransplantation
  und Shuntthrombose 13, 38, 60, 71

Perkutane transluminale Angioplastie (PTA) 15, 63
Pourcelot-Index 21, 52, 53
  bei Stenose 68
Pseudoaneurysma 39–43, 70
  Farbkodierte Duplexsonographie 76
  Differentialdiagnose 43
  Duplexsonographie 43
  Symptome 43
  Ursache 39, 43
PTFE-Shunts
  siehe Kunststoffshunts

Real-time-Sonographie 16, 64

Schwellung am Shuntarm (diffus) 43–44, 70
  Ultraschallbefund 44
  Ursachen 43
Schwellung am Shuntarm (lokalisiert)
  siehe Aneurysma verum und falsum
Serom 43, 76
Shunt
  siehe Dialyseshunt
Shuntinsuffizienz 14, 18, 31, 63

Stealsyndrom 44–45, 70
  Duplexbefund 45
  Ursachen 44–45
Stenose 31–36
  asymptomatisch 36, 53, 54
  Dopplerspektrum 35–36, 57, 68–69
  Duplexbefund 35–36
  Durchflußvolumen 55, 57
  Farbkodierte Duplexsonographie 65, 75
  Prädilektionsstellen 31
  proximale Venen 31
  Quantifizierung 35–36, 55, 56–57, 68–69
  Symptome 31, 35

Thrombose 37–38, 70
  Duplexbefund 38, 70
  nach Nierentransplantation 38, 60, 71
  Symptome 38
  Ursachen 13, 37–38

Ungenügende Shuntentwicklung 56
Untersuchungsindikationen 17–18
  vor Erstpunktion 17
  bei Komplikationen 17–18
Untersuchungstechnik 18–22
  Duplexsonographische Beurteilungskriterien 21

Venentransplantate 11
  Duplexsonographischer Normalbefund 28

Wandveränderungen
  nichtstenosierend 29–31
  stenosierend: siehe Stenose
  Thromben 29–30
  Verkalkungen 29–30

K. A. Vergesslich, Universität Wien

Abdominelle Duplex-Sonographie bei Kindern

Praktische Grundlagen und klinische Anwendung

Geleitworte von A. Daneman, H. Patriquin, W. Ponhold
1991. XIV, 94 S. 61 z. Tl. farb. Abb. 1 Tab. Brosch. DM 98,– ISBN 3-540-52954-3

Im Mittelpunkt dieses Buches steht die klinische Anwendung der Duplexsonographie beim kindlichen Abdomen. Nach einer Einführung in die physikalischen Grundlagen wird die Untersuchungstechnik erläutert. Kapitel über die Hämodynamik des Portalgefäßsystems, der übrigen abdominellen und der retroperitonealen Gefäße folgen. Die Diagnostik von Nierentransplantaten wird gesondert diskutiert. Hier kann mit Einführung der Farbdopplersonographie die Vaskularisation des Transplantates nichtinvasiv dargestellt werden. Pädiater und Radiologen, die sich mit der Duplexsonographie bei Kindern vertraut machen wollen, erhalten mit diesem Buch einen ausgezeichneten Wegweiser.

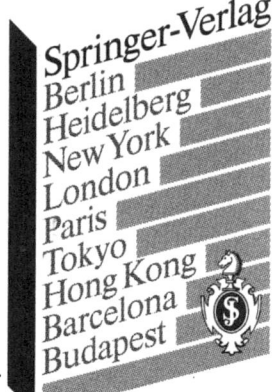

Springer-Verlag
Berlin
Heidelberg
New York
London
Paris
Tokyo
Hong Kong
Barcelona
Budapest

B. Hamm, Freie Universität Berlin

Sonographische Diagnostik des Skrotalinhalts

Lehrbuch und Atlas

Unter Mitarbeit von F. Fobbe, W. Kramer, K.-P. Dieckmann
1991. XIV, 232 S. 157 z. T. farb. Abb. in 210 Einzeldarst.
Geb. DM 248,- ISBN 3-540-51003-6

Diese detaillierte Darstellung der sonographischen Diagnostik des Skrotalinhalts bezieht so weitgefächerte Aspekte wie die Erläuterung der Ultraschalltechnik, anatomische Grundlagen, klinische und sonographische Untersuchungstechniken sowie die Erörterung der verschiedenen Krankheitsbilder mit klinischem Befund und sonographischem Bild mit ein. Für erfahrene Praktiker von besonderem Interesse ist die neue Untersuchungsmethode der farbkodierten Duplexsonographie und die Diskussion von Bildartefakten bei der sonographischen Untersuchung.
Strukturiert ist diese Kombination von Atlas und Lehrbuch in einen Textteil und 99 Fallbeispiele, wodurch die Darstellung sehr übersichtlich und praxisbezogen wird. Sogenannte „Diagnosekästchen", die den klinischen und sonographischen Befund der einzelnen Krankheitsbilder gegenüberstellen, bieten dem vielbeschäftigten Leser die Möglichkeit, sich rasch und dennoch gründlich zu informieren.
All diese Merkmale machen dieses Buch zu einem einzigartigen Werk auf dem Gebiet der sonographischen Diagnostik des Skrotalinhalts.

Preisänderungen vorbehalten.

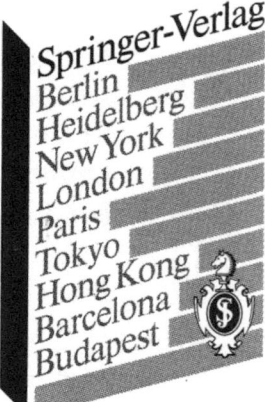

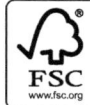

MIX
Papier aus verantwortungsvollen Quellen
Paper from responsible sources
FSC® C105338

If you have any concerns about our products,
you can contact us on
ProductSafety@springernature.com

In case Publisher is established outside the EU,
the EU authorized representative is:
Springer Nature Customer Service Center GmbH
Europaplatz 3, 69115 Heidelberg, Germany

Printed by Libri Plureos GmbH
in Hamburg, Germany